升级版

刮痧排毒王

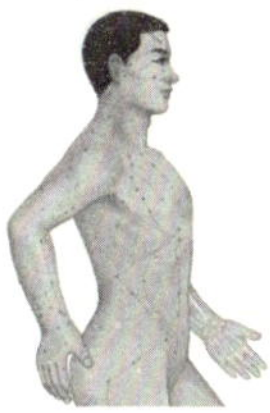

王敬 著

科学技术文献出版社
SCIENTIFIC AND TECHNICAL DOCUMENTATION PRESS
·北京·

图书在版编目（CIP）数据

刮痧排毒王：升级版 / 王敬著. — 北京：科学技术文献出版社，2017.4
ISBN 978-7-5189-2386-1

Ⅰ. ①刮… Ⅱ. ①王… Ⅲ. ①刮搓疗法 Ⅳ. ① R244.4

中国版本图书馆 CIP 数据核字（2017）第 034418 号

刮痧排毒王：升级版

责任编辑：王黛君 王志华　　产品经理：韩烨　　特约编辑：周好好

出 版 者　科学技术文献出版社
地　　址　北京市复兴路15号　邮编 100038
编 务 部　(010) 58882938，58882087（传真）
发 行 部　(010) 58882868，58882874（传真）
邮 购 部　(010) 58882873
官方网址　www.stdp.com.cn
发 行 者　科学技术文献出版社发行　全国各地新华书店经销
印 刷 者　北京温林源印刷有限公司
版　　次　2017 年 4 月第 1 版　2017 年 4 月第 1 次印刷
开　　本　700×980　1/16
字　　数　165千
印　　张　14.5
书　　号　ISBN 978-7-5189-2386-1
定　　价　39.80元

序

药不是治病的唯一选择

生活中，遇到有朋友病了、感冒了，大家都会问一句话：“吃药了吗？”要是听说没有，那肯定会很焦急地劝说他去吃药。好像病了就只能吃药，吃了药病才会好似的，事实果真如此吗？

两千多年前的《黄帝内经》中有一篇文章，很好地解答了这个问题。这篇文章叫《异法方宜论》，文章中有一段话是这样写的：

“故东方之域……其民食鱼而嗜咸，皆安其处，美其食。鱼者使人热中，盐者胜血，故……其病皆为痈疡，其治宜砭石。故砭石者，亦从东方来。西方者……其民陵居而多风……其民华食而脂肥，故邪不能伤其形体，其病生于内，其治宜毒药。故毒药者，亦从西方来。北方者……其民乐野处而乳食，脏寒生满病，其治宜灸焫。故灸焫者，亦从北方来。南方者……其民嗜酸而食胕，故其民皆致理而赤色，其病挛痹，其治宜微针。故九针者，亦从南方来。中央者，……其民食杂而不劳，故其病多痿厥寒热，其治宜导引按蹻。故导引按蹻者，亦从中央出也。”

什么意思呢？就是说东南西北中各个方位的人，因为所处的地理位置和环境不一样，得的病也不一样，所以就出现了各种不同的治病方法，东方是砭石，西方是药物，北方是艾灸，南方是九针，而中原地带则是按摩导引。也就是说，治病也要因地制宜、因病制宜，不能一概而论。

文中还有一句总结性的话语：“故圣人杂合以治，各得其所宜。故治所以异而病皆愈者，得病之情，知治之大体也。”

意思就是说，高明的医生能掌握并根据不同的病情灵活运用以上五种方法。大家都知道扁鹊见蔡桓公的故事，扁鹊见到蔡桓公的时候，发现他的身体里潜藏着疾病，让他治疗，但蔡桓公没听扁鹊的。到最后，扁鹊见到蔡桓公就躲开。蔡桓公很奇怪，问他为什么躲着自己。扁鹊就说：“最开始的时候，你的病只在皮肤表层，用热水焐就可以治好了；后来疾病发展到肌肉，用针灸也能治好；再后来病邪进入肠胃，用汤药也能治得好；现在发展到骨髓，已经是回天无力了。”从这个故事里也可以看出，扁鹊在治病的时候，也不是只用药，他会根据不同的病情采用不同的方法。

其实，高明的医生都是这样，我曾看到四川名中医王静安为小儿治疗咳嗽时，首先用推拿手法为患儿施治，再配以药性很平和、剂量很小的中药，还只开了两剂。

可见，治病不一定用药，药非万能。那为什么现在有些医生这么热衷于开药呢？而且，去过医院的人都知道，有些医生不仅热衷于开药，还喜欢开“贵”药。这是为什么呢？

我有一位刮痧学员是位医生，在一家医院工作。有一年春节他打电话给我拜年，我问他现在用刮痧治病效果如何，他说很好，经常给周围的亲戚朋友刮痧，效果很不错。我问他有没有在医院开展这项治疗，他说没有。我问他为什么，他说因为不赚钱……

这是我们国内存在的一个现象，那么国外呢？我有一位朋友是美籍华人，也是我的患者，是美国一家公司的老总，经常到北京谈业务。我曾经用刮痧、拔罐的方法治好了他的肩周炎。所以，他非常信赖我。

有一次，他到北京，因为失眠请我诊治。他告诉我，他在美国已经失眠好多天了，什么药都没吃，专门等着到北京找我治疗。我笑着对他说：“你吃点药不就行了，找我看病成本多高啊。”他很认真地说：“西药副作用很大，不能随便吃，现在美国是穷人才吃化学合成的药，有钱人都看中医。”

这跟我们国内的情况刚好相反，我们是有钱人都去看西医、吃进口药，穷得没钱看西医才会去看中医，因为中医花费低。

很多从医者不重视刮痧、拔罐、针灸、按摩导引这类非药物疗法，因为创造不了经济效益。我的美国朋友不吃西药，宁可忍着病痛的折磨，千里迢迢到北京来寻找非药物治疗方法，是认为西药副作用大。判断角度不同，结果当然迥异。作为普通老百姓该如何取舍，心里自当明鉴。

目录

引子
不学会保健，你可能一生都在为医院攒钱

第一章
路有归途，去病必先排血毒

人体的五脏六腑、四肢百骸都需要血液的滋养。就好像一片稻田，如果灌溉的水源有问题的话，这片稻田还能长出很好的稻谷吗？所以，血液的污染影响的不是身体某一部分，而是全身，表现出来的症状千奇百怪，让人无所适从。

肠道有毒毒一处，血液有毒毒一身 ／003
我们身体的内部环境正受到前所未有的侵害 ／005
病从口入，入到哪里？治病要治本，本是什么？ ／008
掌握了经络，养生便可不费吹灰之力 ／012
打通经络，就打开了血液流畅的通道 ／016

第二章
一刮一拔，病灶点位置可查

“病灶点”涵盖了穴位，是穴位动态的、个体的反映，是模糊中的精确，是动态中的相对静止。这个病灶点就通过刮痧和拔罐来找。刮痧和拔罐很容易就能发现问题所在，只要一刮一拔，哪里出痧、哪里不出痧、出什么颜色的痧、痧重不重，很容易就可以看出来，不需要其他的知识。

刮痧、拔罐来一遍，病灶点即刻显现 ／023
“表面功夫”作用大，刮痧让血毒从皮肤渗出来 ／026
痧斑是一宝，强体、活血、美肤有特效 ／029
刮痧、拔罐三步骤：一条龙完成查灶、消灶过程 ／032
七大法门，刮痧治病原理一目了然 ／035

第三章
五脏主藏，气血充足才健康

中医将人体比喻成一个国家，将十二脏腑各自赋予一个职位。在这些职位当中，肝是将军。所以，它要非常有本事，有勇有谋，能够深谋远虑。用在人体上，意思就是说，肝可以像将军一样抵御邪气的干扰，保卫肌体，捍卫健康。

肝是将军：主管一身的气血调度 ／043
脾是大内总管：气血分配要找它 ／066
肾是先天之本：养肾就是养生机 ／080
肺是宰相：肺朝百脉推动血液运行 ／099
心是君主：全身血液运行的枢纽 ／112

第四章

六腑主泻，气血有序疾病灭

从功能分析来看，脾胃除了存储的作用之外，还有加工以及运输的功能。也就是说，脾胃同时兼有仓储、加工以及物流三个行业的功能，这三者协调配合，脾胃功能才算得到充分的发挥。

胃是仓储：主管营养的组织与运输 ／129
小肠是服务生：去粗取精巧安排 ／137
膀胱是水利部长：宜堵宜疏有调度 ／146
大肠是传导之官：五谷轮回人长寿 ／156
胆是中正之官：清净无杂好决断 ／164
三焦是孤府：容纳脏腑“胸腔”大 ／175

第五章

任督二脉，气血通调身康泰

任脉能妊养胎儿，与女子经、带、胎、产的关系密切。所以，与女子怀孕、月经关系密切的妇科方面的疾病，主要都应从调理任脉着手。督脉属奇经八脉，属阳经，又称“阳脉之海”，具有调节全身阳经经气的作用。

气郁和乳腺增生：膻中拔罐，消气散瘀疾病除 ／191
感冒、发烧：单取大椎也能有显效 ／194

第六章

脊柱护好，一直年轻不会老

小型电台发射塔是用钢做的。但是，钢制发射塔周围却用了不少钢索拉着，与地面固定，这样才能保持电台发射塔正常直立。同样，人的脊柱也必须有肌肉、韧带的牵拉才能保持正常。发射塔两边的钢索必须是一样的力量，发射塔才能保持正常，人的脊柱也一样。

脊柱就像发射塔，肌肉和韧带就好比是支撑的钢索 ／205

脊柱的问题是“坐一族”的高发问题 ／207

引子

不学会保健，你可能一生都在为医院攒钱

我在外讲课或给人看病时，经常会问患者患病多长时间了，通过什么方法治疗过。有时患者的回答让我感到非常震惊，很多患者得病好几年，几乎没有治过。

我经常思量，一台电视机一般也就一两千元。如果家里的电视机出了点问题，主人一定会拿到专门修理部去维修。而自己的身体值多少钱呢？无法估量。但有人就可以不管不顾，或者随便吃点药，也不知是不是对症、副作用强不强，就这样草率地对待自己的身体。似乎从没有想过，身体总有一天也会“罢工”。

中国人讲究“聚沙成塔，集腋成裘”。什么东西都喜欢攒着，留待将来。对有病不治、能扛就扛、能拖就拖的情况，我称之为“攒病”。有句话说“有什么别有病”，我觉得用“攒什么别攒病”来说更合适一些，毕竟得病不得病不是人为能控制的，而有病早治则是自己能做到的。攒粮票攒上十年、二十年，有可能成为收藏家。攒病只会越攒病越重，病越重就越难治，需要付出的代价就越大。像蔡桓公那样，讳疾忌医，把病攒起来，最后付出的可能就是生命的代价了。这可不是危言耸听，很多危重病症都是由小毛病发展起来的。

有一年春节回老家，有位朋友带他的父亲来找我看病，他的父亲近来总觉得肝区不适，时常胀痛，吃油腻食物后尤甚。到医院检查说是慢性胆囊炎，伴有口苦、胃口不佳等症状。我给他刮痧、拔罐了一次，又教他穴位和方法，同时介绍了一种保健食品，让他坚持服用。

过了一年春节又回老家，得知我回来，这位朋友又将他父亲带来让我看病。最近他父亲到医院检查，结果是胆囊已开始长结石了（胆囊炎是可能发展成胆囊结石的）。我问：“去年教你的刮痧、拔罐方法坚持用了吗？”他父亲说：“用过几次感觉好些了，就没再用了。”

我又问：“上次给你介绍的保健食品坚持吃了吗？”朋友的母亲插话了，说：“你介绍的那种保健食品公费报不了，所以就没吃。”我当时是考虑朋友的父亲胃不太好，如果长期吃药，我怕他的胃受不了，所以让他服用保健食品，这样对胃的伤害会很小。

再过一年的春节，我无意中在老家的一个公园碰见了朋友的父母，聊天得知朋友的父亲几个月前选择了手术（取出胆囊结石），手术中“专家”出了一点意外（没缝合好），又进行了二次手术，差点送了命。

人是活过来了，但花了很多医药费，自费都花了两万元。术后人虚得不行，在家养了几个月，最近刚能出来活动。

中国人一直强调勤俭节约，钱是能省就省，辛辛苦苦攒钱，把钱存在银行里，以为谁都拿不走。事实呢？

《庄子·胠箧》里是这样写的："将为胠箧探囊发匮之盗而为守备，则必摄缄縢，固扃鐍，此世俗之所谓知也。然而巨盗至，则负匮揭箧担囊而趋，唯恐缄縢扃之不固也。然则乡之所谓知者，不乃为大盗积者也？"

意思是说：人们为了防备那些撬箱子、开柜子的小偷，一定会用绳子把箱子捆绑上，用锁把柜子锁上。但如果是大盗来了，他们扛起箱子、背起柜子就跑，大盗还担心你箱子上的绳子绑得不结实、柜子的锁锁得不牢靠呢！

这和我们现在人们的生活状态很相似，很多人辛辛苦苦挣钱、攒钱，有病不治，怕花时间、怕花钱，结果呢？一旦得病，需要手术，就会把多年甚至是一辈子积攒的钱乖乖地送给医院，送得那么慷慨、那么从容，哪怕砸锅卖铁也毫无怨言！真是应了那句话：平时投资健康没有钱，有也没有；病到重时用万千，没有也有。只要医院一开口，哪怕成千上万，借遍亲朋好友也一定会筹到。这和为大盗攒钱有什么区别呢？攒得越多，送给大盗的时候越从容。

所以说，如果不会养生，不会有病早治，不懂得花小钱省大钱的道理，那可能一生都在辛辛苦苦地为医院攒钱。

第一章

路有归途，去病必先排血毒

人体的五脏六腑、四肢百骸都需要血液的滋养。就好像一片稻田，如果灌溉的水源有问题的话，这片稻田还能长出很好的稻谷吗？所以，血液的污染影响的不是身体某一部分，而是全身，表现出来的症状千奇百怪，让人无所适从。

肠道有毒毒一处，血液有毒毒一身

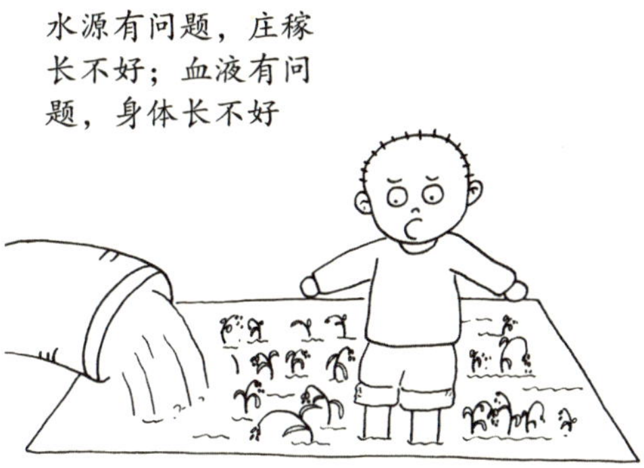
水源有问题，庄稼
长不好；血液有问
题，身体长不好

近几年，排毒的理念深入人心，大街小巷流行着各种各样的排毒方法，什么肠道排毒、淋巴排毒等，都有人去尝试。

肠道排毒几乎是尽人皆知了，可是肠道为什么会有这么多毒素，这些毒素是怎么来的，它会对人体产生什么影响呢？大家都知道，食物进入胃之后，有一个消化、吸收的过程，精微的、有用的物质进入小肠，废弃的、无用的渣滓进入大肠。大小肠经过进一步的消化吸收，将有用的留下，无用的排出体外，这是一个循环。

可是现在，由于各种因素的影响，吃进去的很多东西排不出来，造成便秘，导致肠道当中毒素积累过多。肠道是干吗的？它不仅仅是储存没有用的东西。人体的器官没有高低贵贱之分。实际上，肠道是人体最大的免疫器官，肠道中的淋巴结占身体的 70%。所以，它也是人体的第一道保护屏障。如果长期便秘的话，毒素排不出去，就会被肠道反复吸收，肠黏膜会病变、脱落，肠道就会老化，可想而知，会继发很多其他的问题。

如果毒素仅仅停留在肠道这个层次，我们进行肠道排毒就够了。但实际上，事情远不是这么简单，肠道的毒素只是表层的，更深层次的毒素在血液中。人体当中储藏毒素最多的位置有两个，一是肠道，二是血液。如果肠道中的毒素没有及时排出去，那么在再次吸收的过程中，这些毒素就会进入血液，血液一旦被污染，就会表现出各种各样的疾病症状。

人体的五脏六腑、四肢百骸都需要血液的滋养。就好像一片稻田，如果灌溉的水源有问题的话，这片稻田还能长出很好的稻谷吗？所以，血液的污染影响的不是身体某一部分，而是全身，表现出来的症状千奇百怪，让人无所适从。

最重要的是，肠道中的毒素清除起来相对容易，但毒素一旦进入血液，则很难清除掉。现在市面上也有各种净化血液的药，可是，就算这些药有用，把血液毒素清除干净了，那这些药残留下来的毒又由谁来清除呢？所以，用药永远是下下策。

我们身体的内部环境正受到前所未有的侵害

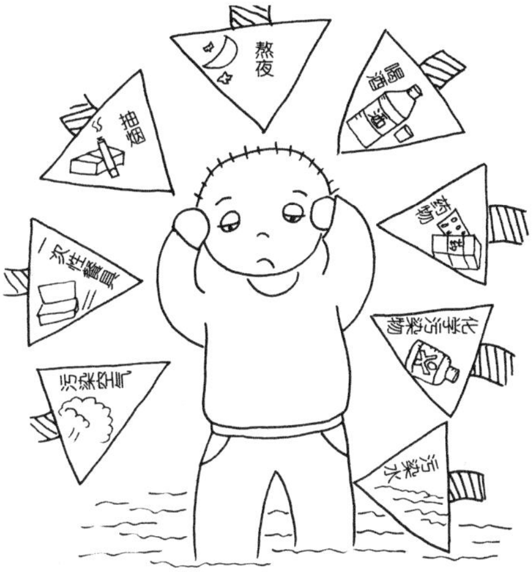

我们中的绝大多数人，来到这个世界的时候都是活蹦乱跳、健健康康的。为什么长着长着就会生病了呢？孔子曰：“未知生，焉知死。”同样，“未知死”，又“焉知生”呢？如果不知道病是怎么得来的，如何谈治病、谈预防、谈养生呢？

其实，两千多年前的《黄帝内经》中，黄帝和岐伯就探讨过这个问题。黄帝问：“余闻上古之人，春秋皆度百岁而动作不衰；今时之人，年半百而动作皆衰者，时世异耶？人将失之耶？”

岐伯答："上古之人，其知道者，法于阴阳，和于术数，食饮有节，起居有常，不妄作劳，故能形与神俱，而尽终其天年，度百岁乃去。今时之人不然也，以酒为浆，以妄为常，醉以入房，以欲竭其精，以耗散其真，不知持满，不时御神，务快其心，逆于生乐，起居无节，故半百而衰也。"

用现代的话来说，就是黄帝问岐伯，古时候的人能活很久，百岁了行动还不衰退，但现在的人，过了半百就不行了，为什么呢？岐伯告诉黄帝，这和时代没有关系，是因为古代人知道养生，明白人要和大自然保持一致，在饮食起居方面都会注意，所以他们能长寿，但现在的人却不这样，怎么能够让自己获得一时的快感就怎么来，没有一点顾忌，所以年过半百就开始衰老。

那我们现代的人呢？早晨不起，半夜不睡。吃的东西，有天上飞的、有海里游的、有陆上走的，只要能找到的，什么都吃，结果是吃坏了肝、肾，吃坏了胃……

在生活方式越来越放纵的同时，外界的环境也被弄得一塌糊涂。人们在生产和生活中"制造"了大量的污染物，这些污染物通过人们生活必需的衣食住行，比如食品、服装、建筑装修材料等各方面影响着我们的健康。不仅如此，这些污染物还会附带影响我们赖以生存的地球大环境，污染空气、水等，让我们置身于一个完全被毒素包围的环境当中。

看看下面这些新闻，你是否耳熟能详？

《南方周末》报道：海南"毒豇豆"旋涡探底：毒豆渐远，毒源未了。

《中国青年报》报道：中国人年吃300万吨地沟油：毒性赛砒霜。

中央电视台《每周质量报告》报道：广州封杀红心鸭蛋，部分“柴鸡蛋”也含苏丹红。

东方网报道：甘肃 14 名婴儿同患肾病，疑因喝“三鹿”奶粉所致。

《中国青年报》报道：中国一次性餐盒合格率不到一半，危害甚于吸毒。

《中国医药报》报道：叫停“盘子套塑料袋”，好！

《新京报》报道：部分化妆品含汞严重超标。

世界卫生组织统计：中国每年死于酒精中毒的人数超过 11 万。

美国研究显示：妇女睡眠不足容易患糖尿病。

……

至于抗生素、激素等滥用导致的后果，就更不用说了。即使是食用有抗生素残留的食物，也会造成人体中一些非致病菌死亡，使菌群平衡失调或引起核黄素缺乏症和紫癜性损伤；而激素会影响肌体的激素平衡，其后果最为大家熟知的就是导致未成年的小孩非正常发育，甚至导致癌症。

事实上，还有大量的药品存在的问题是人们所不知道的。在我国人口死亡的原因当中，药物不良反应致死是紧随心脏病、癌症、中风之后的第四大死因。

放纵、不规律的生活方式加上充满了毒素的生活环境，人体还如何能保持健康？

病从口入，入到哪里？治病要治本，本是什么？

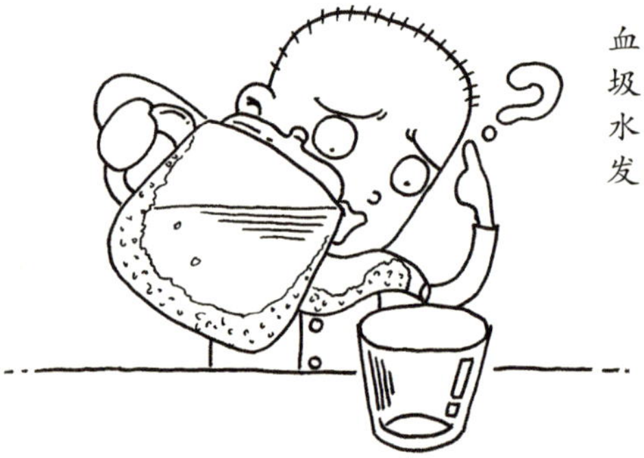

血液中沉淀的垃圾就和水壶中的水垢一样，是引发问题的根源

社会上经常出现这样一些现象：不少女生脸上长青春痘去美容院，脸上被涂抹各式各样的药物和化妆品；有人头痛到医院，医生会给他开止痛片；有人血压高了到医院，医生会给他开降压药……这些刚开始似乎都有效。但是，一旦不涂抹药物，脸上的青春痘又会长出来；头痛患者一旦停止服用止痛片，头又开始疼痛了；一停降压药，血压又高了……这是怎么回事呢？

在解决一个问题时，不要被问题的表面现象所迷惑而做一些无用功，要找到问题的关键所在。只有抓住了问题的关键，才能从根本上解决问题。养生、治病也是如此，只有抓住关键所在，才能达到事半功倍的效果，否则一切都是徒劳。

我们是通过食物来获取营养的，但如果是被污染的食物或搭配不合理的食物，或烹饪不合理的食物，都可能在食用的过程中将直接或间接的污染（食物产生的毒素）引入到血液中。

血液受到了污染，就会变得黏黏糊糊，流动也不顺畅。然而，血液出于自我防卫的本能，会尽其所能恢复到干净、流动通畅的正常状态。这样杂质、垃圾就会被分离出来，聚集到体内某些地方，积聚沉淀在血管内侧，血管内部就变得狭窄，血管会因此失去弹性，变得脆弱而易于破裂，这就是动脉硬化，它会直接引起脑中风和心脏病；如果血管内被堵住的话，就会引起脑梗死和心肌梗死等；杂质、垃圾积聚在胆囊形成胆结石，在尿路形成尿路结石……不同的人会形成不同的疾病，但根源是一样的，都是由于血液受污染引起的。

我在各地做健康讲座时，常用水壶烧开水来解释这个原理。在水壶中加入纯净水来烧开水，用了很长时间，水壶的内壁也不会有什么水垢。这就好比正常的血液在血管中流淌，怎么样也不会出现问题。如果在水壶中加入自来水，尤其是水质不太好的自来水，用不了多久，水壶内壁就会有水垢，有时会是很厚的一层。这样一来，烧开一壶水就要花很长时间。这就像是受到污染的血液在血管中缓慢流动时出现动脉硬化的现象。而且，内壁上的水垢还不是特别稳定，有时呈沙石状，有时会一块一块地脱落，这就好比血管中的血栓。严重时，甚至把水壶嘴都堵住，倒不出水了，这就好比引起脑梗死和心肌梗死等疾病。

血液受污染、中毒的性质和程度具有无数的变化形式，所以病症也有无数的表现形式。面对这些纷繁复杂的问题，在找不到根源的情况下，只能认为是不同的疾病。因此，现代医学出现了上万种疾病名称，而且每年都在递增，让大家面对各种新名词、各种新生的疾病无所适从，只能对自己的身体诚惶诚恐、惴惴不安。

其实，这些问题的根源就在于血液受到了污染。有人觉得不太容易明白，那我还是用“烧开水”的理论来比喻血液中毒与病症之间的关系。大家想想，一口盛满水的锅在火上烧，用不了多长时间，锅里的水就烧开了。这时，水面会冒起一个又一个水泡，如果我们把这一个个的水泡比喻成各式各样的病症，比如这个水泡是高血压，那个水泡是失眠，另一个水泡是头痛……高血压服降压药，失眠服安眠药，头痛服止痛药……吃了药以后，血压降了，能睡着了，头不痛了。但是，药一旦停了，血压又高了，又睡不着了，头又痛了。“粗工凶凶，以为可攻，故病未已，新病复起”，说的就是这种“头痛医头，脚痛医脚”的情况。

这种情况和我们日常生活中的煮饺子很像，水开了，我们加一碗凉水，沸腾的水面一会儿就平静了；但是，只要火还在烧，过不了多久，各式各样的水泡又会出现在水面上。我们用一句俗语来形容这个情况，叫“按下葫芦又起瓢”。

对这样的情况，我们该怎么办呢？古人早就做过论述，《庄子·养生主》中说：“吾生也有涯，而知也无涯。以有涯随无涯，殆已。”若把这句话套用到诊治疾病上，我们可以说：生命是有限的，而疾病的变化是无限的。如果用有限的生命去追逐不断变化的疾病，那就太累了。

要想从根本上解决水面上出现水泡的问题，最彻底的方法是釜底抽

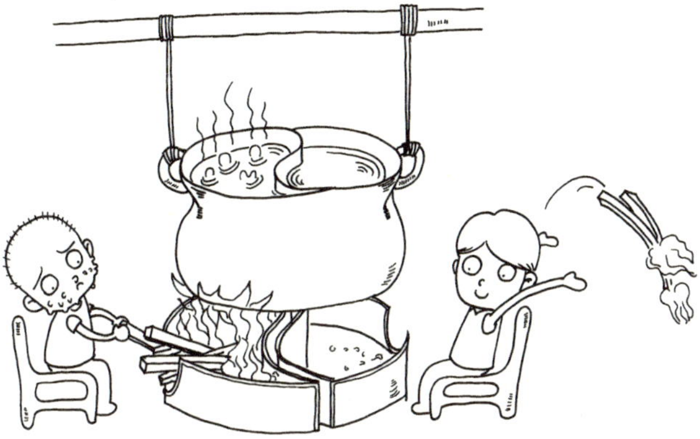

釜底抽薪才是从根源处解决问题的办法

薪，灭掉锅下的火。火一灭，水面上出现的水泡自然很快就会消失。所以，当身体出现各种病症时，要想想引起病症的原因是什么、根源在哪里，要从最根本的地方入手解决问题，而不是见一个坑填一铲土，东一棒槌西一榔头，疲于奔命。

很多人都发现一个现象，在同样的生活条件下，女性平均要比男性多活好几年，而且女性在青少年时期很少患心脏病。但是，女性在绝经以后，心血管病的发病率就与男性相差无几了。女性享有的保护权，显然是男性所不具备的功能提供的，即大自然使女性通过每月行经来清除其体内血液中的毒素，以便女性怀孕生子。由此看来，月经对于女性不是麻烦，而是一种保护。这一现象，近来颇受西方医学界的关注，我们大家在日常生活中也有必要多多思考。

所以说，血液污染是现代文明病的根源，净化血液就是治病保健的关键。

掌握了经络，养生便可不费吹灰之力

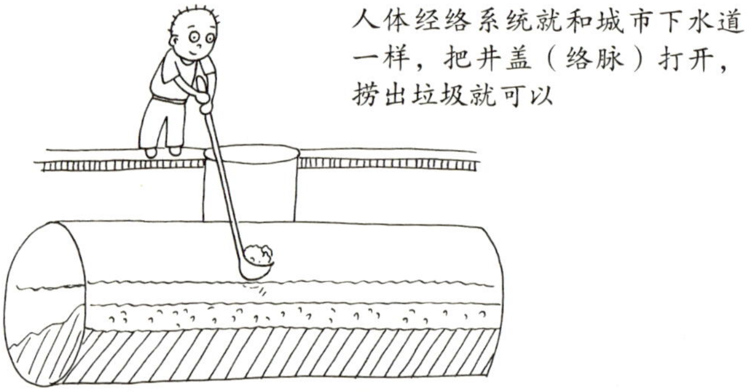

从前，有一个厨师，叫庖丁。有一天，他为文惠君宰杀一头牛。他杀牛时，手、肩、脚、膝协调配合使用，各有重点，各部分完美协调配合。刀插入牛皮中时发出“霍霍”的声音，好似有节奏的音乐。总之，把宰牛这样单调的工作操作得十分艺术，很有美感。

文惠君像欣赏一场音乐剧似的，看得有点陶醉，说道：“太好了。”随后又问，“你是如何练就这般高超的技术的呢？”

庖丁师傅宰完牛，擦干净了刀，说："我一开始杀牛时，眼前看到的是一头整牛；过了三年，再杀牛时，眼前看到的就已经不是一头完整的牛了。牛的生理结构已了然于心，然后出刀，从筋肉间隙中进入，在骨与骨之间的空隙中行走，完全按其生理结构来用刀。在我们同行中，好厨师一年得换一把刀，因为他们是用刀来割肉的；一般的厨师，一月得换一把刀，因为他们是用刀来砍骨头的。而我这把刀，用了19年了，宰杀的牛数以千计，但刀刃还像新刀一样发光，像刚刚磨过一样锋利。虽然如此，每当遇见筋骨交错、比较复杂的地方，我还是会小心谨慎、全神贯注、行动缓慢、动刀很轻，牛的骨肉肢体被分解开来后，就像泥土一样堆放在地上，才会擦刀后完工。"

文惠君听完庖丁师傅这番话后，像京剧票友一样大声叫好，说道："好啊！我听了庖丁这番话，懂得养生的道理了。"

庖丁解牛与养生之间的关系在哪里呢？《庄子·齐物论》里面有一句话，叫"彼是莫得其偶，谓之道枢。枢始得其环中，以应无穷"。意思就是说：认识世界需要找到事物的关键点，也就是"道枢"。只有掌握了"道枢"，才能应对事物无穷无尽的变化。庖丁正是因为熟悉了牛的生理结构，掌握了关键的地方，所以才能把宰牛这样一项看起来简单的工作干得有声有色，不费半点力气。

那么，我们谈养生，生命或者说健康的"道枢"在何处呢？《黄帝内经》有两部分：一部分叫《素问》，另一部分称《灵枢》。为什么叫《灵枢》？"灵"指神灵，"枢"是枢纽之意。"枢纽"是指重要的部分，即事物相互联系的中心环节。灵枢就是神灵的关键，即生命的枢纽。

《灵枢》主要讲的是经络以及针灸、砭石等作用于经络的治疗方法。

这说明什么？说明经络是神气与形体相互联系的中心环节，是生命的枢纽、健康的关键，而针灸、砭石等能作用于它，所以，《灵枢》也被称为《针经》。把握住了经络这个生命的枢纽，才能健康，才能长寿。

我平时面对大众讲课时，总喜欢把深奥的医学问题用身边的事物来讲解，以便于大家更直观地理解。说到经络，很多人觉得看不见、摸不着，太虚了。其实，真正要说起来也很简单，经络就和我们城市里的下水道一样。

城市里下水道的用途是什么？大家都能回答，排污水嘛。下水道的结构是什么样的呢？污水流经与大地平行的主干管道时，清的水会在上面流动，重的也就是污浊部分会聚集到坑中。当很多污浊在坑中聚集后，就会影响到整个下水道的污水流速甚至发生堵塞，市政工人发现下水道水流不畅时，会打开坑上预留的井盖，把坑中聚集的淤泥清除掉，污水自然就畅流无阻了。

人体内的经络系统就类似于城市中的下水道，经脉是主干，类似于下水道的主干管道；络脉是分支，类似于下水道里的坑。气血在经络中运行，其中的杂质、污染物、瘀血等最易堵塞络脉。

中医的很多方法，如按摩、艾灸、刮痧、拔罐等都是直接作用于人的体表肌肤的，尤其是刮痧、拔罐，不但作用于肌肤，还以出痧的形式，将淤阻在络脉中的杂质、污染物、瘀血等排泄出来，以达到净化血液的目的。

使用过刮痧、拔罐的人都有体会，刮痧、拔罐对疼痛性疾病，如肩周炎、腰腿膝关节疼痛效果非常好，其原因就是刮痧、拔罐能迅速将络脉中的瘀血等废物以出痧的形式排出体外。瘀血等废物一经排出，经络就通畅了，人会感觉到轻松、灵便很多。中医讲“痛则不通”“通则不痛”，经络气血不通则会引发疼痛；经络气血通畅，疼痛就会消失。

其实，这跟成语讲的“流水不腐”是一个道理，经络一旦通畅，气血就会快速有效地将营养输送到全身，不仅疼痛会消除，而且“正气存内，邪不可干”，人体的健康状态就有了保证。

打通经络，就打开了血液流畅的通道

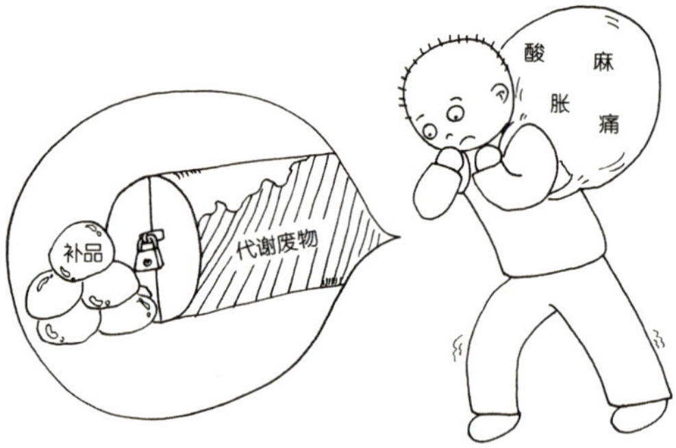

酸、麻、胀、痛是经络气血不通的信号

《黄帝内经·素问·经脉》篇中说："经脉者，所以能决死生，处百病，调虚实，不可不通。"这句话被无数人引用，用来说明经络的重要性。大多数医书都把"不可不通"的"通"解释为懂得、通晓之意。但我读《黄帝内经》后，认为"不可不通"的"通"应解释为"通畅"之意，经络通畅才是"决死生，处百病，调虚实"的根本和关键所在。

这一点，可以从《黄帝内经·素问·调经论》中得到证实："五脏之道，皆出于经隧，以行血气，血气不和，百病乃变化而生，是故守经隧焉。”“调”是调畅，“经”是经脉。因为经脉“决死生，处百病”，治疗疾病都要通过调畅经脉来进行，所以篇名叫“调经论”。

如果经络不通畅、血气不和，就会产生疾病，而且疾病是变化而生的，可产生各种各样的疾病。所以，我们要想保持身体的健康，就要守护经络，不要让经络阻塞而出现气血紊乱、不和的现象。只有保持经络的通畅，人才能免受百病的滋扰。所以说，经络气血通畅的状态就是人体健康的状态。

说简单点，经络有点像公路的作用。大家都知道，中国有一句口号叫“要致富，先修路”。早些年，我们国家，尤其是农村，因为公路条件差，农产品运不出去，所以农村很穷，守着宝藏喝西北风。公路修好之后，各地的经济发展了起来，农民的日子也好过些了。

近一点的，大家可以比较一下 2008 年 5 月 12 日四川汶川大地震，强烈的地震使得汶川周边公路受到严重的破坏，震区缺少食品、药品，但救援人员和物资却因道路不通，一时难以进入灾区。一边是震区缺少食品、药品、机械等物资，一边是震区外堆积如山的食品、药品、机械等物资无法进入，这都是道路不通所致。

人体内的经络也一样。经络气血一旦不通畅，脏腑组织的代谢废物就无法快速有效地排出体外；代谢废物在体内不能及时有效排出体外，就会污染全身，人体就无法保持健康，疾病随时都可能发生。同时，我们吃再好的补品也没用，因为水谷精微不能被运输到全身脏腑组织以提供营养。

那有人可能会说了，我怎么知道经络是通还是不通呢？有探测器吗？我说，经络气血通不通是有信号的，比如很多人会经常没来由地觉得身体哪个地方酸、麻、胀、痛，这些都是经络气血不通的信号，它提醒忙碌的人们注意了，你身体某个部位的经络发生阻塞了。

所以，如果感觉到身体酸、麻、胀、痛时，就需要赶快“下手”打通经络，这样就能在疾病还未露出“狰狞面目”时，将这可怕的“星星之火”熄灭于未兴之时。所以，我总是让刮痧学员平时自带一个刮痧板在身上，没事就在全身刮刮，也不用出痧。如果感觉哪条经脉、哪个穴位处出现酸、麻、胀、痛的感觉，就要重点刮拭，随时打通经络，防“病”于未然。

有一句话说，世界上并不缺少美，缺少的是发现美的眼睛。身体也如此，好多时候，不是我们的身体没有传递出信息，而是我们对体内传递出来的信息视而不见或者漠然处之（发现有问题了，只要不严重就懒得管）。这样，当问题再次出现的时候，我们也许将为此付出十倍、百倍，甚至生命的代价。

◆ 刮痧用什么器材最好

常用的多功能刮痧板主要材料为砭石与水牛角两种，其结构包括面、厚边、薄边和棱角部分。治疗疾病使用刮法时多用薄边，保健多用厚边，关节附近穴位和需要点按穴位时多用棱角刮拭。

一、砭石刮痧板

1. 砭石质感非常细腻、柔和，摩擦皮肤时有很好的皮肤亲和力，受术者感觉非常舒服。

2. 砭石刮痧板刮拭人体皮肤时，可产生丰富的超声波脉冲，每刮拭一次，可产生的超声波脉冲数平均可达3698次。研究表明，超声波有改善人体微循环、疏通经络、镇痛、改善心肌的血液供应、增加胃肠蠕动、抑制癌细胞生长、消除体内多余脂肪等作用。

3. 科学研究表明，砭石具有极佳的远红外辐射能力。它可增强人体细胞的正常机能，使杀菌能力、免疫能力等均有所提高，进而提高吞噬细胞的吞噬功能，治愈各种疾病引起的病变，延缓衰老。同时能改善人体微循环，从而可防治冠心病、高血压、肿瘤、关节炎、四肢发凉等病症；还能促进新陈代谢，使新陈代谢产生的废物迅速排出体外，减轻肝脏及肾脏的负担；还能降低血液黏稠度，防止血栓形成，可减轻胸闷、心悸、头昏、麻木等症状。

二、水牛角刮痧板

1. 以天然水牛角为材料。水牛角本身是一味中药，水牛角味苦、寒，具有清热解毒、凉血、定惊等功效，对人体肌表无毒性刺激和化学不良反应。

2. 水牛角在中国古代以至现代南方少数民族地区均被视为避邪祛灾之吉祥物，随身携带或刮拭皮肤都有避邪强身之功，为理想的强身祛病之佳品。

3. 水牛角的角质蛋白和人体肌肤蛋白大致相同，使用水牛角刮痧板刮痧时，与人体体表摩擦生热，可使水牛角刮痧板蛋白轻微溶解，起到滋养皮肤的作用。

第二章

一刮一拔，病灶点位置可查

『病灶点』涵盖了穴位，是穴位动态的、个体的反映，是模糊中的精确，是动态中的相对静止。这个病灶点就通过刮痧和拔罐来找。刮痧和拔罐很容易就能发现问题所在，只要一刮一拔，哪里出痧、哪里不出痧、出什么颜色的痧、痧重不重，很容易就可以看出来，不需要其他的知识。

刮痧、拔罐来一遍，病灶点即刻显现

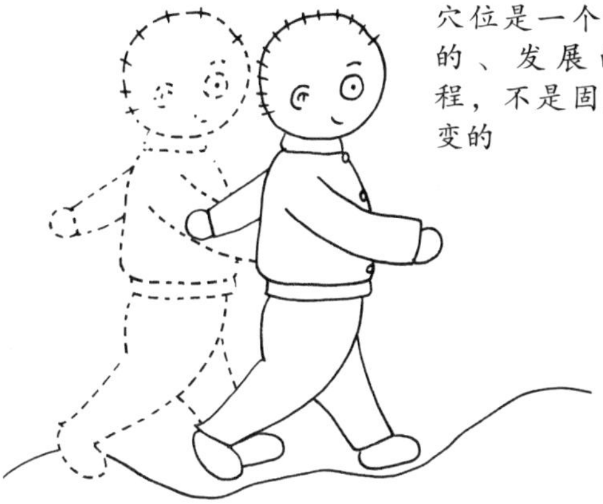

穴位是一个动态的、发展的过程，不是固定不变的

现在很多人一说起中医，就觉得好神秘。这也难怪，因为中医是一门实践医学，需要医生多年的实践经验，否则很难准确辨证、对症下药。比如号脉，弦脉、滑脉、紧脉、沉脉等都是靠医生的指下感知；针灸呢，针刺下去，所刺穴位是否准确、得气与否，仅凭手上的感觉判断……这些都需要很长时间来反复揣摩、感受。而且，所刺的穴位，医生明明按书上标记的尺寸准确刺下了，可患者未必有反应。所以，很多人感觉穴位难以掌握，对其讳莫如深、不敢小视。

这也很正常，因为穴位本身就是模糊的，是一个动态的发展过程。《黄帝内经·灵枢·九针十二原》中说:“所言节者，神气之所游行出入也，非皮肉筋骨也。”这里所说的“节”就是穴位。也就是说，穴位不是一般的皮肉筋骨，而是神气游行出入的地方。神气就是人体的正气，只有在人有生命的时候才会表现出来，并随着生命活动的变化而变化。生命一旦停止，神气也就消散了，穴位也就不存在了。所以用现代医学的解剖方式，是永远不可能找到穴位的。

神气是动态的。相应地，神气游行出入的地方也应该是相对动态的，所以说穴位是在一定范围内动态变化的。其实，中国早期对穴位的定位是相对模糊的，如《黄帝内经 · 灵枢 · 背腧》说:“胸中大腧在杼骨之端，肺腧在三焦之间……皆挟脊相去三寸所，则欲得而验之，按其处，应在中而痛解，乃其腧也。”

而现在的针灸书籍怎么说呢?“肺腧在第三胸椎棘突下，督脉旁开 1.5 寸。”描述穴位的部位与《黄帝内经 · 灵枢 · 背腧》中基本一致，但是最后却都丢弃了一个“所”字。“所”是也许、大约的意思，就是说大概在这个地方。去掉一个“所”字，传递给人的信息是穴位的位置是固定不变的。现代人更以解剖位置给穴位定位，看似很精确、很科学，其实这是南辕北辙，在歧途上越走越远了。

有人就发愁了，将穴位精确化、固定化是错误的方式，将穴位定位恢复到《黄帝内经》时代的标准，一般人又把握不了尺度。如何在模糊之中又不失精确地找到病症的关键所在?我提出了“病灶点”这一概念，“病灶点”涵盖了穴位，是穴位动态的、个体的反映，是模糊中的精确，是动态中的相对静止。

这个病灶点就通过刮痧和拔罐来找。刮痧、拔罐很容易就能发现问题所在，只要一刮一拔，哪里出痧、哪里不出痧、出什么颜色的痧、痧重不重，很容易就可以看出来，不需要其他的知识。痧根据以下三种情况来判断：

（1）看得见

观察出痧后皮肤的颜色，如果出痧后皮肤的颜色是鲜红色的，表示正常；如果出痧后皮肤的颜色是紫红、紫黑甚至几乎是黑色的，就表示不正常了。颜色越深，表示经络淤阻时间越长、情况越严重。

（2）摸得着

用手指在出痧的部位触摸，常能摸到皮下有硬节，形状各不相同，有的形如黄豆粒，有的形如蚕豆，有的形如硬币，有的甚至是一块很大的硬节；从分布上看，有些是单个零散出现，有的是连成一片出现，有的出痧的地方摸皮下的感觉，就像隔着布袋摸装在里面的黄豆一样，各式各样的，感觉不尽相同。

（3）反应点

就是在前面出痧颜色深、皮下有硬节的地方进行按压，用刮痧板棱角或手指均可，患者大多有酸、麻、胀、痛的感觉，这就叫反应点。

具备以上三点的总和或者是具备三点中的任何两点，就可称其为病灶点。病灶点就是通过在患者的皮肤上进行刮痧、拔罐找到的，能使患者的症状及病情好转或痊愈的点。病灶点与穴位最大的不同就是病灶点是动态的，而穴位是静态的。我们说，生命是动态的，疾病的过程也是动态的，病灶点可以动态地反映疾病发生、发展的全过程。

『表面功夫』作用大，刮痧让血毒从皮肤渗出来

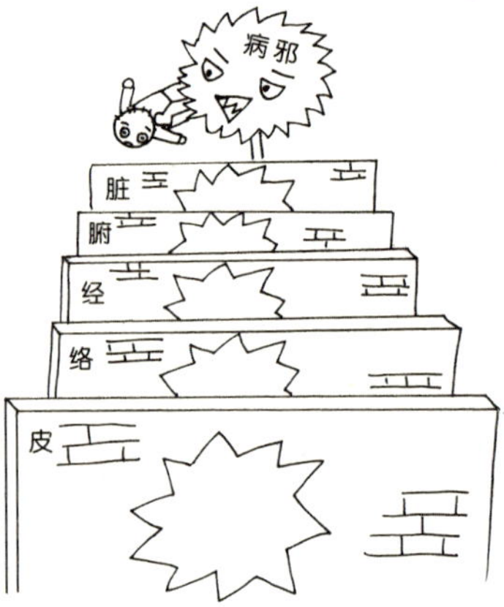

病邪的发展过程是由浅入深、由外入内的

血液被污染是疾病的根源。那么，治疗疾病就要净化血液。选择什么方法来净化血液呢？可能很多人第一反应是吃药。可是，是药三分毒，如果选用药物，它余下来的毒又用什么方法来化解呢？

《黄帝内经》中有句话："粗工凶凶，以为可攻，故病未已，新病复起。"也就是说，选择药物对抗治疗的医生是低层次的医生。因为，用药物来治疗疾病，经常是原来的病未治好，又添了新的病。所以，现在会出现很多继发性的疾病。前文中说过，据统

计，药物不良反应致死占到死亡原因的第四位，可见药物的伤害有多大。我有位中医老师，他有句话经常挂在嘴边：“如果有病是因为医生的医术有限没有治好的话，也应该是原病奉还。”也就是说，如果有病医生治不好的话，医生也没有把病治得更加严重的权力。

所以，我说在治疗的时候，首选非药物疗法，因为它没有副作用。刮痧、拔罐作用于人体经络系统，实际施术部位是人体体表，属经络中的皮部。皮部是皮肤按经络系统的分区，是十二经脉在体表的分区，它和经络的不同之处在于，经脉呈线状分布，络脉呈网状分布，而皮部则是“面”的划分。

所以针刺疗法主要作用在“点”，刮痧疗法主要作用在“面”。皮部是经络在体表的反映部位，十二皮部的划分是以十二经脉循行分布为依据的，即十二经脉都各有分支之络，这些络脉浮行于体表，有各自的分布区域。因为经脉有十二，所以皮部也分为十二，手足六经相合则称为六经皮部。经脉的分支为络脉，皮部又可以说是络脉的分区，故《素问·皮部论》又说：“凡十二经络脉者，皮之部也。”

了解皮部、经络的关系对诊断、治疗疾病有重要意义，因为皮部是阻挡病邪进攻身体的第一层屏障。《素问·皮部论》说：“皮者脉之部也，邪客于皮则腠理开，开则邪客于络脉，络脉满则注于经脉，经脉满则舍于腑脏也。”这段话说的就是病邪由外入内的一个过程，依循“皮→络→经→腑→脏”的病变转变次序和规律。

内在的病变也可通过皮部在外有所表现，我们可以通过对皮部变化的诊察来判断内生的疾病。《素问·皮部论》说：“其色多青则痛，多黑则痹，黄赤则热，多白则寒，五色皆见，则寒热也。”指出观察皮部色泽变化可以诊断疾病。

脏腑经络病变在体表皮部可以有多种反应状况，如：用手触摸皮肤，可有温、凉、润滑、厚薄、粗细、坚柔、凹凸、如筋、如索、如结、如珠、如黍米、如小锤、如横木的感觉；患者自我感觉皮部的情况（可从问诊中获得），可有皮部酸、麻、胀、痛、木、沉、紧、坚、温、凉、冒凉气、有热流感、如有蚁行、如蠕动或气行如电流、如水流等感觉。

由此可见，我们可以通过对皮部视诊、触诊和问诊来了解疾病情况，而刮痧的施术部位也在经络之皮部。对于普通人而言，这也是最容易掌握的。因为皮部是一个面的刺激，而穴位则是点的刺激。而且，穴位不仅是人体体表一个点的概念，而且是一个立体的部位，正规穴位在健康时和疾病时其体表位置是不完全相同的，是变动的，但这种变动很少会离开该经络相应的皮部范围。只有阿是穴（不定穴）在皮部的敏感压痛点，随病变而变化，并不是固定不变的。

在皮部刮痧时，所接触皮肤的面积比较大，刮痧施治的穴位一般不止一两个，有时甚至有几十个穴位，即使穴位变动也不离其中，这是刮痧治病效果不错的原因。

痧斑是一宝，强体、活血、美肤有特效

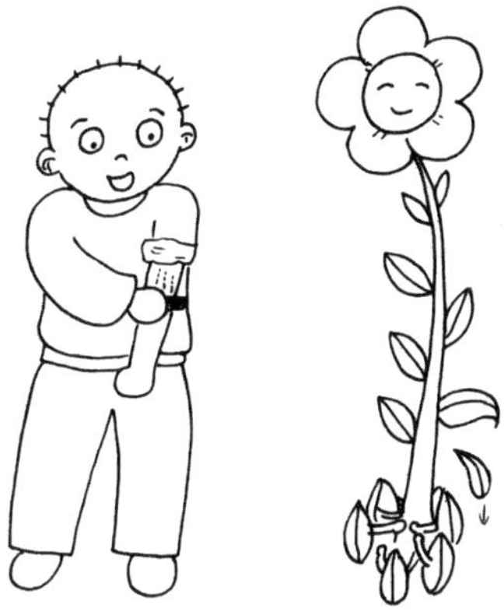

花落了，能化为泥土滋养树苗；痧斑出来有提高人体免疫力的作用

刮痧疗法对人体有预防保健的作用。也就是说，经常给自己刮痧可以起到预防疾病的作用。因为刮痧作用于体表，皮肤是肌体暴露于外的最表浅部分，直接接触外界。当外界气候发生变化的时候，首先就反映到皮肤，皮肤要对这些变化起适应与防卫的作用。可以说，皮肤是人体最外层的城墙，像一道铜墙铁壁，把有害之病邪拒于人体之外。

在中医看来，皮肤能够有这些功能主要是卫气在起作用，卫气出于上焦，由肺气推送，循行于皮肤之

中，卫气调和，则“皮肤调柔，腠理致密”，病邪就不容易侵袭了。健康的人经常在背腧穴和足三里这样的保健穴上刮痧，能够增强卫气，提高抵抗力。如果出现了感冒症状，如打喷嚏、流鼻涕等，及时在肺腧、中府等穴处刮痧，可以将表层的邪气祛除，防止病邪更深一层，进入五脏六腑而生大病。

很多人看到紫红、紫黑的痧觉得害怕，外国人更觉得这是一种自残的行为。其实不是的，刮痧出痧是通过外力的作用使血管破裂，血流外溢导致皮肤局部形成瘀斑。这些血斑凝结后会自行溃散，产生自家溶血作用。

自家溶血是一个延缓的良性刺激过程，不仅可以调整人体的免疫机能，提高人的免疫力，还可以通过向心性神经作用于大脑皮质，来调节大脑的兴奋与抑制过程，调整内分泌系统。

其实，这个概念很好理解，有一句诗“落红不是无情物，化作春泥更护花”，意思和自家溶血是一样的。农民在收获稻米之后，稻草秆不会扔了，他们会就地焚烧，烧的灰放在田地里，会是一种很好的肥料，给下一季的稻谷增添营养。痧的作用也是这样的。

所以说，刮痧并不单单是一个治病的方法，还可以有病治病，无病增强免疫力且防止生病，是非常好的。这里给大家推荐几个增强免疫力的穴位：

（1）头部百会穴。

（2）颈椎大椎穴。

（3）整个胸部：重点是任脉周围，从天突经璇玑、华盖、紫宫、玉堂、膻中到中庭，从上向下刮拭。这样可以刺激胸腺，胸腺既是淋巴器官，又具有内分泌功能，在增强细胞免疫功能中起着重要作用。

（4）腹部中脘穴。

（5）背部肾腧穴。

（6）上肢部合谷穴。

（7）下肢部足三里、三阴交穴。

刮痧、拔罐三步骤：一条龙完成查灶、消灶过程

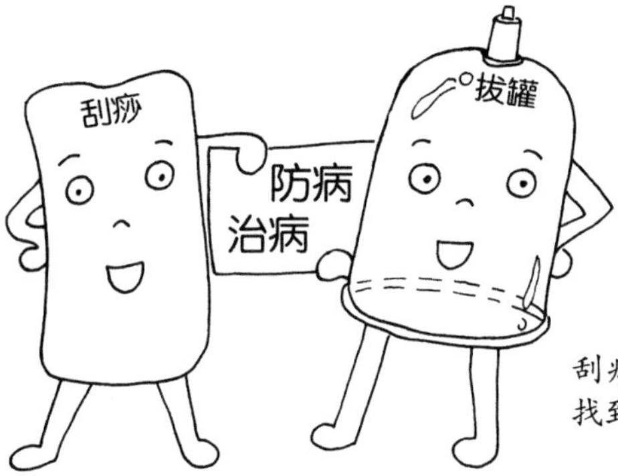

刮痧配合拔罐，轻松找到病灶点所在

刮痧、拔罐疗法，就是通过刮痧、拔罐配合使用以达到防病治病目的的方法，具体是在“以灶为腧”的基础上，综合运用刮痧走罐查灶法、拔罐消灶治疗法、刮痧特殊手法消灶治疗法三步，以达到调节气血、平衡阴阳、净化血液、排出毒素的目的。

实施“以灶为腧”的诊疗法则。“以灶为腧”是在古代“以痛为腧”诊疗法则的基础上继承和发展而来的。“以痛为腧”是以痛点作为施治的依据，虽然古代有记载，也有一定的意义，但疼痛是一种感觉，

单从疼痛来确定其治疗的部位是不确切或不完整的。

痛觉的测定常用痛阈或耐痛阈来表示。痛阈是指引起痛觉的最小刺激强度，而耐痛阈则是指能耐受痛的最大刺激强度。虽然现代测定一个人的痛阈和耐痛阈的方法很简单，但每个人对疼痛的开始感觉与最大忍受程度因体质等因素不同而不同，所以说单从疼痛来确定其治疗的部位是不确切或不完整的。

而“以灶为腧”则是以病灶点确定诊治法则，即根据病灶点来进行相应的诊断和治疗。所以说从诊断与治疗方面来看，“以灶为腧”的病灶点比“以痛为腧”的单纯疼痛点更具确切性和有效性。

有人可能要问，怎么进行综合查灶、消灶呢?“综合消灶”就是以中医非药物疗法——刮痧、拔罐疗法组合使用，对肌体已经形成的病灶点进行检查和消除，以达到防病治病目的的一种医疗方法。共分三步：

（1）刮痧、拔罐查灶法

即运用刮痧、拔罐发现病灶点。根据患者病情刮痧、拔罐，即先在待刮痧部位涂上刮痧、拔罐润肤剂，然后刮痧和拔罐；在能够走罐的部位走罐。刮痧、拔罐施治完毕后，在皮肤上寻找病灶点，即完成“查灶”过程。

（2）拔罐消灶法

即运用拔罐消除病灶。在病灶点处留罐，一般留罐 10 分钟左右。留罐同时配合提按罐法、摇罐法、转罐法，以加强消灶解灶、净化血液的作用。起罐后，可在留罐处与病灶点处闪罐，以促进病灶点处血凝块迅速崩解，达到排毒与扶正的目的。

（3）刮痧消灶法

运用刮痧特殊手法，如边揉法、角揉法、角推法、按法、点法、拍法、摩法、啄法、叩击法、颤法、擦法等，交替使用或选用，消除病灶。

七大法门，刮痧治病原理一目了然

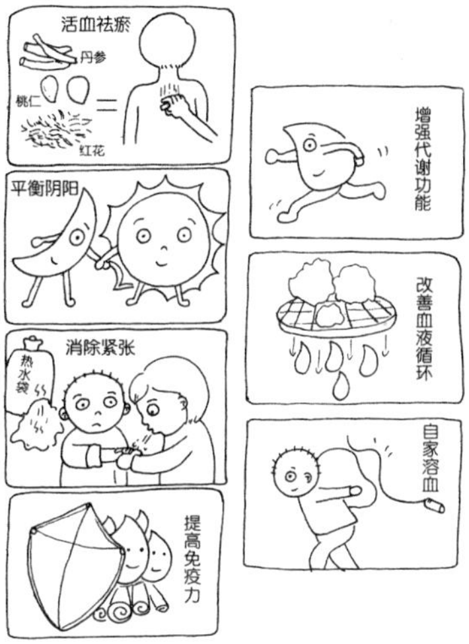

有人说，拿一块刮痧板在皮肤上刮一刮，就能治病，似乎有些不好理解。其实，刮痧有很多功能，不仅能够治疗疾病，还能防病强身，因为它有下面“七大法门”。

（1）活血祛瘀

说到活血祛瘀，一般人首先想到的是活血祛瘀药，如丹参、桃仁、红花之类。其实，刮痧也可以活血祛瘀。刮痧可调节肌肉的收缩和舒张状况，使组织间压力得到调节，可促进刮拭组织周围的血液循环，增加组织流量，从而起到“活血化瘀”“祛瘀生新”的作用。

（2）平衡阴阳

刮痧对肌体内脏功能有明显的平衡阴阳的作用，如肠蠕动亢进者，在腹部和背部等处刮痧可使亢进受到抑制而恢复正常。反之，肠蠕动功能减退者，刮痧则可促进其蠕动恢复正常。这说明刮痧可以改善和调整脏腑功能，使脏腑阴阳得到平衡。

（3）舒筋通络

人受伤了会有怎样的表现？当人体肌肉附着点和筋膜、韧带、关节囊等软组织受到损伤时，会发出疼痛信号，通过神经的反射作用，可使有关组织处于警觉状态，警觉状态的反映表现为肌肉的收缩、紧张，甚至痉挛，其目的是减少肢体活动，从而减轻疼痛，这是人体自然的保护反应。

此时，若不及时治疗或是治疗不彻底，损伤组织可形成不同程度的粘连、纤维化或瘢痕化，以致不断地发出有害的冲动，加重疼痛、压痛，导致肌肉收缩紧张，继而有可能在周围组织引起继发性疼痛病灶，形成新陈代谢障碍，进一步加重“不通则痛”的病理变化。

临床经验得知，凡有疼痛的地方肌肉必然紧张，凡肌肉紧张又势必引起疼痛，它们常互为因果关系。刮痧治疗中我们看到，消除了疼痛病灶，肌肉紧张也就消除。如果使紧张的肌肉得以松弛，则疼痛和压迫症状也会明显减轻或消失，同时有利于病灶修复。

刮痧是消除疼痛和肌肉紧张、痉挛的有效方法，主要机制有：①加强局部循环，使局部组织温度升高；②在用刮痧板为工具配用多种手法直接刺激的作用下，提高了局部组织的痛阈；③紧张或痉挛的肌肉在多种刮痧手法下得以舒展，从而解除其紧张痉挛，以消除疼痛。

（4）信息调整

人体的各个脏器都有其特定的生物信息（如各脏器有固有频率的生物电等），当脏器发生病变时，有关的生物信息就会发生变化，而脏器生物信息的改变可能影响整个系统乃至全身的机能平衡。

通过各种刺激或各种能量传递的形式作用于体表的特定部位，可产生一定的生物信息，通过信息传递系统输入到有关脏器，对失常的生物信息加以调整，从而起到对病变脏器的调整作用。这是刮痧治病和保健的依据之一。

如用刮痧的刮法、点法、按法等手法刺激内关穴，等于从内关穴输入了调整信息，可调整冠状动脉血液循环，延长左心室射血时间，使心绞痛患者的心肌收缩力增强、心输出量增加，改善冠心病心电图的S-T 段和 T 波，增加冠脉流量和血氧供给等。如用刮痧的刮法、点法、按法刺激足三里穴，等于从足三里穴输入调整信息，可对垂体、肾上腺髓质功能有良性调节作用，可起到提高免疫能力和调整肠运动等作用。

（5）排出毒素

刮痧过程（用刮法使皮肤出痧）可使局部组织形成高度充血，血管神经受到刺激使血管扩张，血液及淋巴液流动增快，吞噬作用及搬运力量加强，使体内废物、毒素加速排出，组织细胞得到营养，从而使血液得到净化，增强全身抵抗力，可以减轻病势，促进康复。

（6）行气活血

中医认为气血（通过经络系统运行）的传输对人体起着濡养、温煦等作用。刮痧作用于肌表，则可使经络中瘀血化散，凝滞固塞能够以出痧的形式得到消除，全身气血通达，经络通畅，局部疼痛得以减轻或消失。

现代医学认为，刮痧可使局部皮肤充血，毛细血管扩张，血液循环加快。另外，刮痧的刺激可通过神经—内分泌系统调节血管的舒缩功能，改善血管壁的通透性，增强局部血液供应而改善全身血液循环。

（7）自家溶血

刮痧出痧的过程是一种血管扩张渐至毛细血管破裂，血流外溢，皮肤局部形成瘀斑的现象。此等血凝块（出痧）不久即能溃散，而起自家溶血作用，形成一种新的刺激素，能加强局部的新陈代谢，有消炎的作用。

自家溶血是一个延缓的良性弱刺激过程，不但可以刺激免疫机能，使其得到调整，还可以通过向心性神经作用于大脑皮质，起到调节大脑的兴奋与抑制的作用，平衡内分泌。

◆ 刮痧的力度如何掌握

刮痧手法中的力度，犹如中药处方之药量。中医有言："药量为不传之方。"如果有位老中医传你个秘方，只有药名，但没告诉你药的剂量，这秘方最多只算传了一半。如一个中药方中麻黄与石膏按 1 ∶ 3 的比例使用，其主要功效是止咳平喘，但如果麻黄与石膏按 1 ∶ 2 或 1 ∶ 4 的比例使用，其主要功效就变成发汗解表、清内热了。

所以，一个中药方中药与药之间剂量发生改变，其方剂的功能就可能大为不同。说明中药方中不但药物配伍重要，药量也是很重要的。刮痧、按摩也一样，施术的部位（经络穴位）好像是方剂中的药，其力度好像是方剂中的药物的剂量。只知道经络穴位，而力度掌握不好，其效果也相差甚远。

有人问了，刮痧、按摩是不是力度越大越好？不是的。力度太轻不行，达不到一定力度，起不了效果，但力度太重也不行，太重了会使人的肌肉组织受伤。刮痧、按摩正确有效的力度应该是既要有一定力量，但又不能太重，在这之间找到一个合适的力度，用此力度进行保健治疗才会有效。

用刮痧、按摩进行保健治疗，具体到每个人，其轻与重的感觉是不一样的。合适的力度是对病人使用刮痧、按摩进行保健治疗时，病人既能有酸、麻、胀、痛的感觉，又能忍受得住，这时的力度就是有效的，只有找到这种力度才会有好的效果。

◆ 拔罐的时间如何选取

拔罐次数与疗程主要根据患者病情、体质、皮肤颜色变化而定。

慢性病或一般体质与病情者，拔罐后皮肤出现红、紫、黑斑者，可 3 ～ 5 天拔罐一次或等皮肤红、紫、黑斑完全消退后再拔罐。

若需要急于治疗的患者（如感冒发烧、急性胃肠炎），可轮换部位（穴位）进行拔罐，每日可拔罐 1 ～ 2 次。

第三章

五脏主藏，气血充足才健康

中医将人体比喻成一个国家，将十二脏腑各自赋予一个职位。在这些职位当中，肝是将军。所以，它要非常有本事，有勇有谋，能够深谋远虑。用在人体上，意思就是说，肝可以像将军一样抵御邪气的干扰，保卫肌体，捍卫健康。

肝是将军：主管一身的气血调度

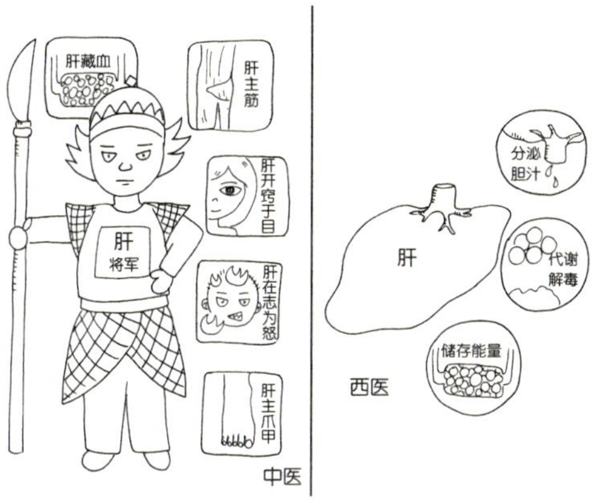

中医认为肝是将军，西医认为肝是消化腺

说到肝，大家可能都会想到很多疾病，如乙肝、酒精肝、肝癌等，这是西医对肝脏疾病的命名，这些病的表现症状都在肝脏上面，从字面上就可以看出来。在西医看来，肝是人体一个大的消化腺，它具有分泌胆汁、参与代谢解毒以及储存能量的作用。

那么中医呢？大家都知道中国古典诗词最善于运用“比”“兴”的描写手法。中医也如此，它将人体比喻成一个国家，将十二脏腑各自赋予一个职位。在这些职位当中，肝是将军，《黄帝内经》说："肝者，将军之官，谋虑出焉。"

将军是做什么的？指挥千军，运筹帷幄，保家卫国。所以，他要非常有本事，有勇有谋，能够深谋远虑。用在人体上，意思就是说，肝可以像将军一样抵御邪气的干扰，保卫肌体，捍卫健康。

可想而知，肝必须藏得住生机，慢慢释放，不能让生机一下子散掉。要像大丈夫一样，能屈能伸，收放自如，这样才能当得起"将军"这样的职位。

那么，为什么说肝是将军，它有什么特别的能耐呢？中医说："肝藏血，主疏泄，在志为怒。"血大家都知道，非常重要。这么重要的物质就藏在肝里面，就好像将军麾下的百万雄师一样，没事的时候乖乖地待着，养精蓄锐。

"将军"一声令下，它们就能立刻"远赴边疆，为国效力"。如果肝出了问题，"旗下"的气血就会无所适从，四处乱撞，引发各种问题。这就是肝主疏泄的功能，肝主疏泄是说肝有调畅全身气机的作用，人体气机的"升降出入"与肝的关系最为密切，如果气血不能正常疏泄，就会发生逆乱。

"肝在志为怒"，是说各种情绪当中，肝最忌讳的就是怒。大家都看过《三国演义》，魏蜀两军对阵，诸葛亮为了让司马懿出兵，送去一些女装，意图让司马懿发火而出兵交战，但后者不为所动，没有中计，这就是真正的大将军，能屈能伸，藏得住生机。

如果不够沉稳，藏不住，就很容易因为怒而引发各种问题。比如最有名的明末将领吴三桂"冲冠一怒为红颜"，就是因为没有克制住，发怒了，失去了理性，毁掉了一世英名，让后人唏嘘不已。

平民百姓当然没有这么威风，因为一怒而影响一个国家的历史。但是，怒会导致肝受伤，肝一旦受伤，人体的气血就会紊乱，会发生血压上升、脑出血等可怕的后果。生活中，因为发怒而导致昏厥，甚至死亡的案例不在少数。

可以发现，中医对肝的理解比西医更有灵性，涵盖的内容更多更广，除了各种肝系疾病和肝相关外，其他的包括胸胁胀满、头晕目眩等也离不开肝，甚至包括一些心理上的问题，包括失眠多梦、多疑、抑郁、急躁易怒等也要找肝来解决。可见，肝这个“将军”掌管的事情是很多的。

五大因素让肝默默受伤害

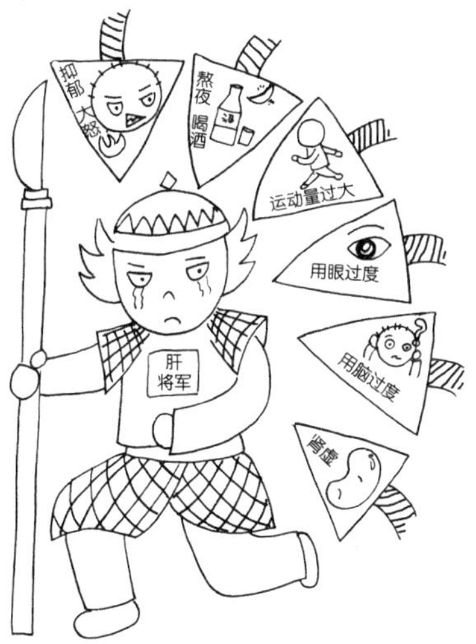

肝很重要，相应地，养肝也是养生中一个很重要的任务。要养肝，

先要了解哪些习惯会伤肝。那么，生活中有哪些因素对肝的伤害比较大呢?

A. 情志因素

肝在五行中属木，大家知道，自然界的树木都喜欢舒畅、条达、升发。肝也如此，它的能力之一就是管疏通、条达、升发、畅泄等。所以，一切妨碍舒畅、条达、升发的因素都会损害肝。比如生活在狭小阴暗的屋子里，长期生活在比较压抑的环境下，或者长期精神抑郁、大怒等，都会伤肝。

B. 不良的生活习惯

现在的人很容易发怒，很重要的一个原因就是生活习惯不好，伤害了肝。这里面最重要的两个因素就是熬夜和喝酒。

先说熬夜。中医说，胆和肝的值班时间是晚上 11 点至次日凌晨 3 点，这个时间需要睡觉来养肝阴。可是很多人这会儿正是夜生活开始的时候，经常这样，肝就在无形中被伤害了。

再说喝酒。长期过量饮酒容易伤肝，如酒精性肝损伤、肝硬化等。在当今这个污染无处不在的环境中，肝解毒的工作本身就很繁忙，大量的酒精更加重了肝的解毒负担。就好比一位只能担 100 斤的挑夫，偶尔挑个 150 斤还行，经常让他挑 150 斤的重担，不累趴下才怪。所以，负荷太重也是肝受伤的一个重要因素。

C. 运动量过大，用眼过度

这一点可能很多人想不到，说运动不是很好吗，怎么会伤肝?《黄帝内经》有“五劳”的说法，其中“久视伤血”“久行伤筋”就是说，用眼过度会伤血，行走久了会伤筋。肝藏血、主筋，这两样受伤，都会直接连累到肝脏。所以，看书和看电视、电脑时间久了，最好能闭目休息一会儿，运动也要适可而止。

D. 心血虚弱

在五行中，肝属木，心属火，木生火，所以肝与心属母子关系。中医的心包含了大脑的很多功能，心脑工作会消耗很多气血，可以说是“耗能大户”。

现在的人长时间用脑过度，心脑需要大量的气血。而且，心脑是人体中的高级器官，需要的能量都是高纯度的，就像普通车加 90 号、93 号的汽油就可以了，而奔驰车则须加 97 号以上的汽油。

那么，心脑使用过度，心血不足怎么办？心肯定会去肝主管的血库中调血，因为肝藏血，是血的仓库，而且又是心火的“母亲”，从哪个角度来看都是天经地义的事情。所以，如果心脑长期使用过度，透支气血，最后很可能造成“心肝血虚”的双输局面。

所以，很多用脑过度的人都会有一定程度的失眠、头晕眼花的现象，这时候一定要卧床休息静养，静养最主要是要让大脑空闲下来，最好处于忘记一切的虚空状态。中医讲“人卧则血归于肝”，人在休息静养的时候，心脑的血液需求也会随之减少，这就间接帮了肝的大忙了。西医治肝病也主张卧床休息静养，这样能减少肝脏负荷，再配合治疗有利于肝脏恢复。其实，休息也是一种治疗。

E. 肾虚

在五行中，肾属水，肝属木，水生木，所以肾与肝属母子关系，也就是肾养肝。如果肾阴不足，肝阴将会失去滋养的基础，会出现水不涵木的情况。就好比气候干燥，树木会缺水干枯。

这时候会表现出两方面的症状：肝阴不足和肾阴不足。肝阴不足会表现出头晕目眩、失眠健忘、耳鸣如蝉（耳中老是有蝉鸣声出现）、咽干口燥、胁肋胀痛等症状；肾阴不足会表现出腰膝酸软、五心烦热（两手心、两足心发热及自觉心胸发热）、盗汗（睡梦中出汗而醒后即止）、男子遗精、女子月经量少等症状。

所以，出现这样的问题的时候，就得肝肾同治。除了肝经的穴位之外，肾经也不能丢了。曾经有一位学员治疗一位头晕目眩、胁肋胀痛、咽干口燥的患者，在他的胁肋部期门、章门刮痧和留罐，腿部的阴包、中都穴上刮痧，脚上的太冲、行间点按，刚开始有效果，再刮效果就不明显了。学员不明所以然，打电话来请教我。通过与患者的对话我得知，患者除了这些症状之外，还有腰部酸胀，手心、足心发热的情况。所以，我让学员给患者在肾腧加留罐，同时让患者自己平时用刮痧板点按脚底涌泉穴。一个星期后，效果就非常明显了。

这些问题都是肝惹的祸

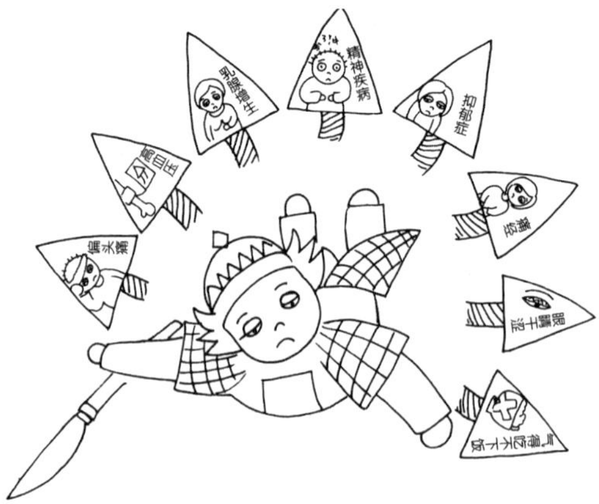

A. 偏头痛：从肝胆着手，头痛、失眠一并除

1992 年的冬天，漫天大雪的乌克兰首都基辅一片洁白。中国的春节到了，几位在乌克兰工作的中国朋友到我的住处小聚，共庆新春佳节。送走朋友后，看着空空的酒瓶和除奶酪、饺子外的空盘子，一种中国人在海外才能体会到的思乡之情在心中油然而生。

第二天一早，我打电话告诉我的翻译朋友贺女士，说我准备回国了，请她帮我到我国驻乌克兰使馆去办签证。贺女士曾在乌克兰留学，当时正在乌克兰一所大学做访问学者，俄语讲得非常棒，人也很漂亮，很有亲和力，她出马办事，我非常放心。

她当即拿走了我的护照，说小事一件，让我在住处等她。过了几个小时，贺女士回到我的住处，她的表情告诉我签证出什么问题了。她告诉我，她填好各种签证表格送入窗口，等待一会儿后，被使馆工作人员请进去，说大使想见她，大使问她："你与王敬是什么关系？"贺女士回答说是朋友。大使又问："王敬是中医还是西医？"（当时护照上有职业一项，我的职业清楚写明是医生）她回答说是中医。最后，大使告诉她，需要亲自见见这位中医大夫，才能给他签证。

一脸茫然的贺女士告诉我："我从来没有遇到过这种情况，出国签证很多次从来未见过大使，不知大使为何要见你。"我说："那就赶快去见大使吧！见到他不就知道结果了嘛！"

当天下午我们就到了大使馆。门卫通知后，过了一会儿，大使亲自到门口来迎接我们，这让贺女士感觉很意外，更意外的是大使直接把我们请到了使馆内他的私人住处，贺女士脸上更加茫然了。大使与贺女士一通交流后，贺女士才恍然大悟，原来大使想请我给他夫人看病。

一会儿，大使扶着夫人进了客厅。大使夫人一脸病容，愁眉紧锁，不时用手绢擦着眼泪，表情非常痛苦。大使说他的夫人这几天剧烈偏头痛，每次痛起来短则一二十分钟，长则一小时左右，严重影响饮食和睡眠，当地的医院都看遍了，药也吃了无数，但都没什么效果。

大使还说，这几天他非常焦急，上午看到我的护照得知是来自中国的中医，因为他本人对中医非常崇敬，所以抱着一线希望出此下策把我请来，随后连连致歉。虽然这实在让人意外，不过大使的心情可以理解，多亏我早有预料，随身带了刮痧工具。

我马上为大使夫人诊脉，左侧关脉（肝）弦大数。询问得知，除了偏头痛之外，大使夫人还有性情急躁易怒、失眠多梦、头晕等症状，这明显属于肝阳上亢所致。

我用手在她头部进行触诊时发现胆经要穴——风池穴处有明显结节和压痛，随即用刮痧板厚边棱角在风池穴处按揉；然后在背部肝、胆腧穴，腿部的阳陵泉穴处刮痧，背部肝、胆腧穴刮痧后，出现了颜色很深的紫黑色痧斑，而且皮下有很大一块硬节；最后用刮痧板厚边棱角以角推法推手背的三焦经，主要从液门穴推向中渚穴。这期间，她说感觉有一股股热流从手部往头上冲。持续大概一分钟后，大使夫人好像有点受不了，我只好停下手。

当我从洗手间出来的时候，发现大使夫人正激动地对大使讲话，大使张着嘴，很惊愕的样子。

大使很激动地告诉我，他的夫人现在感觉非常好，在我对大使夫人的腿部进行治疗时，她感到有一股股热流从腿部往胸腹部冲；当我在她手上治疗时，她感觉有一股股热流从手部往头上冲。现在，她的头一点都不痛了，想吃东西了。

说完之后，大使一边手忙脚乱地给我们冲咖啡、削水果，一边不断重复着“真是不可思议，太神奇了”的话语，激动之情溢于言表。

突然，他好像想起了什么，说了声“请稍候”，就出去了。一会儿工夫，他拿着已签好的护照郑重其事地交到我手上，告诉我说，这是他任大使以来唯一亲自办理的签证。他还告诉我，如果再到此地，一定到他家做客。

回到住处，几位朋友正焦急地等着我，在翻译贺女士的渲染下，他们似乎看到了武林奇侠一般，用崇拜的眼神看着我。现在想起当时的情景都很满足，有“粉丝”的感觉就是好。

B. 制怒：调治高血压的第一要务

怒气很容易伤害肝脏，让人失去自控。尤其是心脑血管疾病患者，更容易受到怒气的威胁。

我认识一位企业的老总，50 多岁，平时精力过人，是个工作狂，性情比较急，对什么都很自负，自认为身体很健康，有高血压也不在乎。一天，因家庭小事教育儿子，大概是孩子不听话，他大发脾气，结果脑血管破裂，也就是脑出血，当场晕倒在地。送到医院抢救，花掉了好几十万元，最后还是没有抢救过来。

实际上，生活中这样的事情经常发生。很多老人因为生气、发怒，导致高血压发作而当场晕厥，甚至一晕不醒。

调查显示，我国城乡居民每死亡 4 人中，差不多就有 1 人是死于脑血管病。脑血管病当中，高血压占很高的比例。统计数据显示，我国有近两亿人患高血压。最可怕的是，这当中 2/3 的人不知道自己患有高血压。

中医说，怒则气上，气行血行。人一发怒，肝气上逆会带动大量血行，突然增加的血液很容易使处于高血压状态已经很“脆”的脑血管发生破裂，导致脑出血的发生。

所以，有高血压的人一定要修身养性，控制好自己的情绪。当然，最重要的还是要保持肝经的通畅。肝主疏泄，肝经通畅，疏泄正常，人就能保持平和的心态，不郁闷，不亢奋。

通畅肝经要怎么做呢？平时可用刮痧板刮拭两肋部的肝胆经的期门、章门、日月穴，对疏通肝经、制怒有很好的作用。肝经通畅了，人就不发脾气了，高血压也能降下来了。

C. 乳腺增生、精神疾病：刮痧一网打尽

有一年，我在外地作“刮痧、拔罐防治乳腺增生”专题讲座。课间休息时，许多妇女把我围住，向我提了许多相关问题。我发现人群中有位中年男士，也很专心在听，想问又有点不好意思的样子。

我主动问他，为什么对此病如此感兴趣？他回答说，他也有乳腺增生。刚说完，周围的女士一阵哄堂大笑。我急忙向大家解释：男士也可能患乳腺增生，只是相对女性而言少些罢了。

我为他手诊、号脉，并且询问，发现他属于肝气郁结型乳腺增生。因为男士在讲台上脱衣服比较方便，我便现场为他治疗，顺便也给大家做一个示范。我先在他前胸的膻中穴，两肋部的期门、日月穴，后背督俞、膈俞、肝俞、胆俞，脚部的太冲、行间穴等部位进行刮痧、拔罐，发现后背刮痧走罐时出了很多“痧斑”，颜色很黑，用手一摸，皮下有很多结节，很大很硬。

第二天上课时，他又来了，坐在第一排很显眼的位子。我让他上讲台谈谈昨天刮痧、拔罐后的感受。他说昨天刮痧、拔罐后，感觉后背好像有一块压了多年的石头被搬走了，感觉轻松无比，心情十分舒畅，很多年不曾有过这么舒服的感觉了。最后，他还说自己是一路唱着歌走回家的。

听他说话可以很明显地感受到他的轻松和畅快感，从痧斑的颜色也可以看出来，他的问题已经积攒了很多年。通过刮痧和拔罐迅速打通肝经、排除瘀滞之后，肝经的气血就通了。肝经一通，气机就通畅了，气血得以平和，心情自然就舒畅了。中国人说“一通百通”，其实用在治病养生上也是可行的。

半年后，我再次到当地做讲座。在学员中又一次发现他了，他很兴奋、很激动的样子。他告诉大家说，通过刮痧、拔罐治疗后，不但乳腺增生好了，而且精神方面的疾病也好了。这话让我有些丈二和尚摸不着头脑。

原来，他除了乳腺增生之外，还曾经因为情绪的问题在当地的精神病院诊治过。他说，曾经有很长一段时间，他好像得了抑郁症一般，整天闷闷不乐，心情十分压抑，而且特别多疑，连老婆做的饭都怀疑是不是有毒。胆子也变得特别小，晚上还怕黑，经常一个人莫名其妙地哭泣。自从上次接受刮痧、拔罐治疗后，两种病全好了。说到这里，他好像特别轻松，感觉像卸下千斤重担似的。

认真想想，这也不难理解，他的乳腺增生就是肝气郁结造成的，肝气失去疏泄，不但会郁结于胸胁而成增生，还会导致气机不调，出现情志异常。我从肝调治，使肝气疏泄正常，肝经气血一通，郁结自然消除。肝气调达，气血平和，心情当然也会舒畅起来。

所以，同一方法治好了两种病也不足为奇。因为中医解决的是根本的问题，只要问题的根源在一处，同一种方法能同时治疗两种、三种甚至更多种疾病也没有什么可奇怪的，这就是中医讲的异病同治。

D. 抑郁症：营造良好的心态关键在于疏通肝气

说到抑郁，大家估计都不陌生，谁都有心情压抑、不开心的时候。偶尔一次、两次没有关系，但时间长了，就可能酿成抑郁症。

一说到抑郁症，很多人就会不自觉地想起一些名人。确实，近几年，报纸上经常报道明星、名人因为抑郁症而自杀。这些人因为是名人，所以受到大家的关注。实际上，潜在的、无名的抑郁症患者比比皆是。世界卫生组织估计，全世界的抑郁症患者大约有 3.4 亿，预计到 2020 年，抑郁症将成为继冠心病之后的第二大疾病负担源。可以想见，抑郁症的发病率是非常高的。

在中医上，抑郁症也属于肝出了问题，因为肝和情绪的关系最为密切。肝主疏泄，疏泄出了问题，在情绪上会出现两种截然相反的情况，一种就是前面讲过的亢奋的状态，容易发怒、急躁，而且失眠多梦、头涨头痛、头晕目眩等，这些症状往往和高血压紧紧相随。所以，脾气急躁又容易头痛的人一定要经常检查自己的血压，平时也要注意养肝。

另一种就是我们这里要讲的抑郁。抑郁经常发生在年轻人身上，因为他们心性比较敏感，接触的事情也不多，常因为感情、工作等原因，找不到发泄的途径，只能闷在心里而出现肝气抑郁的症状，表现出来就是闷闷不乐、多疑善虑，像上文中那位男士一样，没事自己默默地哭泣。

这里特别要强调的一点就是，在抑郁症患者当中，女性比男性高出两倍。这和女性往往比较敏感以及心思细腻有关系。女性如果经常处于情绪低落的状态的话，很容易出现乳腺增生，甚至乳腺癌。所以，大家经常可以看到这样的新闻，一位似乎生活一直很幸福的女性得乳腺癌去世了。这时候，报纸调查她的生活，发现其实她一直生活在极度的不幸福当中。

所以说，即使人能够伪装，身体是不会伪装的，它会透露出很多的信息。遇到心里或者身体不舒服的时候，一定要正视问题，想办法解决问题。要想预防抑郁症的发生，除了必要的心理调节之外，用刮痧、拔罐进行保健、调理，效果也非常不错。具体方法是刮拭胸部的膻中穴，两肋部的期门、日月穴，后背肝腧、胆腧，脚上的太冲、行间穴，这样可以疏肝解郁，排除瘀滞，使肝气的疏泄功能恢复正常。气机调畅了，心情自然也会舒畅。

E. 闭经、痛经：女人的问题找肝准没错

我曾在东南亚某国治疗一位 40 岁的妇女，她是我诊所一位工作人员黄小姐的亲戚，患者从离婚后就开始闭经、胸胁胀满，时有刺痛、小腹胀痛，舌两边紫暗并有瘀点，脉弦，标准的肝气郁结所致的闭经。

我在她背部取肝腧，两肋部取期门、章门穴，在以上部位刮痧、拔罐（肝腧处可走罐、留罐，期门穴、章门穴处只留罐），肝经之太冲、行间穴用刮痧板厚角以角推法刮拭。总共花了大概半个小时。

第二天，我一上班，黄小姐就笑眯眯地冲进我的办公室，说：“来了。”我一时没反应过来，问：“什么来了？”原来，昨天黄小姐的亲戚治疗后，晚上月经就来了。没想到治了很多地方，花了不少时间和金钱，一次刮痧、拔罐就治好了，太神奇了。

谁说中医治病慢？关键看是否对症，对症了也很快。这位患者明显是因婚姻变故，导致肝郁气滞、气机不畅、气血瘀阻。

中医有“女子以肝为本，男子以肾为本”之说。中医认为肝主藏血，就是说肝出问题会影响人的血液运行。如果肝脏有病，藏血的功能失常，就会影响人体正常活动，同时也容易出现血液方面的病变。例如：肝血不足，常可见到两眼昏花，筋肉痉挛，屈伸不利，以及妇女出现月经量少，甚至闭经等问题；若肝气横逆，气机紊乱，还可出现吐血、衄血及妇女血崩等病变；若肝的疏泄功能失常，肝郁气滞，气机不畅，则血也随之而瘀，可见胸胁刺痛，经行不畅有血块，甚或闭经等症。

F. 美甲：通畅肝经是最好的美甲术

有一天，我去一家商场，看见一排美女举着手并排坐着，走近一看才知道是美甲。把手指甲或脚指甲涂上各种颜色，以示时尚和美丽。当然，这当中有部分人是因为指甲难看才去美甲的。

其实，要想指甲自然漂亮，养足肝血就可以了。怎么讲呢？中医说“肝主筋，其华在爪”，就是说肝的好坏可以从指甲上表现出来。肝主筋，筋是筋膜，是一种联络关节、肌肉，专司运动的组织，筋膜有赖于肝血的滋养。肝血充盈，筋膜才能得到濡养，人体正常的功能才能得以维持。

“爪为筋之余。”如果筋膜能够得到充足的气血的濡养，指甲当然健康、润泽、漂亮。反过来，如果肝血不足，筋膜得不到充足的供养，指甲就会变薄、变脆，变得不健康，自然也就毫无美感可言了。

所以说，指甲不够润泽、颜色枯槁、变薄变脆是肝有问题。不解决肝的问题，通过涂指甲油等方式来美甲，只能遮盖一时，不能掩盖一世。而且，肝出问题不仅会让指甲不漂亮，还会引发严重的健康问题。如果肝血不足、血不养筋，会出现手足震颤、肢体麻木、屈伸不利等症状。

可以想见，指甲如果不好，过软、过薄、颜色不够红润，甚至变形、脆裂等，反映出来的是肝不好。这时候，要想办法养好肝，补足肝血，而不是通过涂指甲来“掩耳盗铃”。而且，涂指甲美只是表面的、暂时的不说，还无法从指甲的变化来了解肝的情况。如果去医院的话，对医生准确判断病情会是一个严重的阻碍。所以，去看医生之前一定要将指甲恢复本来的面貌。

G. 肝开窍于目，肝好目自明

我曾经治疗过一位干眼症的患者，30 多岁的公司白领，女性。她莫名其妙地变得脾气特别不好，很急躁，最主要的症状是两眼发胀、干涩发痒，怕光，根本没法上班，一看电脑就觉得特别刺眼。对于在公司上班的白领来说，不用电脑根本没法工作。她强忍了一个多月，实在不行了才来寻求诊治。

我给她在肝经的期门穴、脚上的太冲和行间穴，以及胆经的阳陵泉四个穴刮痧。刮了一次之后，教她用砭石刮痧板平时没事就刮刮这几个穴。20 天后，再见到她，症状已经都消失了。

我们平常喜欢说“心明眼亮”。其实，按中医理论来说，应该是“肝明眼亮”才对。虽然眼睛是人体接收外界信息的主要器官，被称为“心灵的窗户”，但眼睛其实是肝在外面的“窗口”，它透露出来的是肝的好坏。眼睛之所以能看见东西，主要依赖于肝血的濡养。肝血充足，眼睛才能看得见外面世界缤纷的色彩。

肝出了问题，人的眼睛会发生相应的变化。如果肝血不足，人有可能出现夜盲、视物不清等症状；如果肝阴不足，则会两眼干涩；如果肝经风热，则会目赤痒痛；肝阳上亢，则会感觉到头晕目眩等。所以说，眼睛的问题都和肝有关系，通过刮痧，这些问题都可以得到解决。

H. “气得吃不下饭”是因为伤了肝

有一次在外地讲学，早晨刚起来，组委会工作人员就来向我报告，说有一位患者凌晨 4 点就坐在教室门口等着了。

原来是一位中年妇女，三个月前与丈夫大吵了一架，之后就一直吃不下东西，胃部胀满，人也消瘦了很多，以为是胃部长东西了（自己怀疑是肿瘤）。

到当地各大医院检查也没查出是肿瘤。病了三个来月，做了很多检查，药也没少吃，病却没见好。听人说我在这里做讲座，特意从几十里外赶来找我治病。丈夫陪在一边，一脸的期盼。

我给她号脉，左右关脉弦大，很明显是吵架导致肝郁气滞，影响了肝的疏泄功能，致使脾胃的消化也出现了问题。我看这位女性平素体质还不错，就在她后背的膀胱经上走罐，经过的穴位主要有膈腧、肝腧、胆腧、脾腧、胃腧，力度稍强。走罐、留罐完毕后，患者就开始打嗝、放屁，反应很强烈，好像堵在胃部的石头掉下去了。过了没一会儿，就忍不住跑去上洗手间了。

从洗手间回来后，原先的满脸愁容被明朗的笑容替代了，说感觉上下通气了，什么事都没有了。夫妻两人热泪盈眶，连连道谢而去。

这是怎么回事呢？这就是肝出问题影响了人的消化功能。从五行上来说，肝属木，脾胃属土，木克土。如果肝的疏泄功能出现了问题，会影响到胆汁的分泌与排泄，进而使脾胃的消化出现问题，出现消化功能不良的病变。

生活中这样的事情很常见，生气了，不但会变得急躁、胸胁胀痛，而且还有可能出现打饱嗝、恶心呕吐等症状，有的甚至会腹胀腹泻。因为肝失疏泄造成的脾胃消化问题，一定要先疏肝理气。所以，生活中，刚生完气、没有胃口的时候，一定不要强迫自己或者别人吃饭。

有个“不一定”的段子说：有翅膀的不一定是天使，有可能是鸟人；骑白马的不一定是王子，有可能是唐僧。我说，消化不好不一定是胃的问题，有可能是肝的问题。所以，消化不好的时候，除了要检查胃之外，也要检查肝是不是正常。

养肝最核心的两大要素：充足的睡眠和通畅肝经

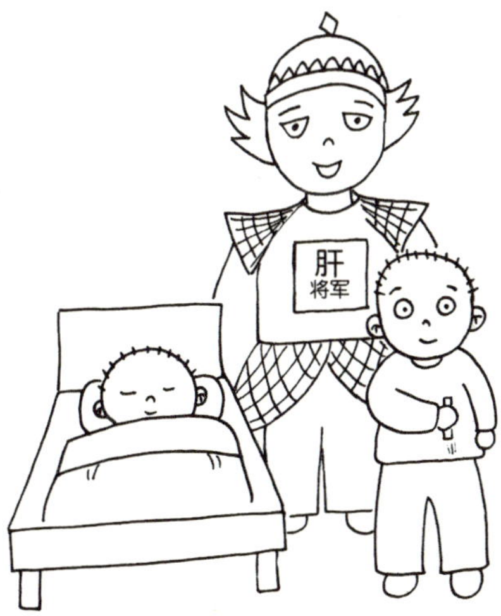

睡好觉，疏通肝经，便能养好肝

肝是“将军”，人体最重要的物质——血就藏在肝中。肝这个“将军”最重要的职责就是对这些“军马”进行合理的调度。人体内的组织器官随着生理情况的变化，血流量也会随之改变。这个改变不是乱来的，它要遵循一定的秩序和规则，根据需要随时改变。比如，人在工作、学习或者思考问题的时候，大脑最需要营养，这时候肝就会重点分配血液进入大脑；当人吃完饭，脾胃需要消化的时候，肝就会“号令”血液进入脾胃帮助消化。很多年老体虚的人吃完饭后，常觉得很困倦，这就是因为血液都进入到胃里面了，其他地方血液供应暂时紧张，所以就容易犯困。

这个其实也好理解，我们把人体比作一个国家，当边境告急的时候，将军就要号令千军奔赴边疆，保家卫国；当国内有叛军作乱的时候，将军就要将这些兵将收回，与叛军交战，保护国家的安宁。随机应变，根据时势的需要来做出合理的调遣。

那么，当一切太平，内忧外患都不存在的时候，这些军马干吗呢？毫无疑问，收编起来，休息、训练、养精蓄锐，防备下一次战争。所以说“养兵千日，用兵一时”。

如果天下太平，士兵得以很好地休息，那么，对于突发的战事，将军就能游刃有余地调遣；反过来，如果战乱频繁，士兵疲于奔命，那么国家的安危就可想而知了……

如果把这种观点用在人体上，白天的时候，肝要将血液调到全身，如脾胃、心脑、眼睛、四肢等地方，保证人的正常活动。晚上的时候，人休息了，眼睛闭上了，脾胃也不消化食物了，心脑都处于很宁静的状态，血液就该回到肝进行休息。那么，休息的时候肝干吗呢？肝要将这些回归来的血液进行解毒、过滤。就好像战事结束之后，部队要整顿，伤员要进医院疗养一样。

那么，肝什么时候进行这项重要的工作呢？中医说，肝丑时当令，也就是说“值班”的时候是在丑时，丑时就是现在的凌晨1～3点。这时候，人应该好好睡觉，让血液充分回归肝脏，得到最大程度的解毒和过滤。

自从人类发明电灯后，人们千万年来遵循的“日出而作，日落而息”的生活方式被打乱了。很多人深更半夜还在外面吃喝玩乐，肝血养不成。第二天又继续上班，要用脑，要吃饭，要用血液。肝脏没有办法，只好将那些没有过滤、解毒过的血液派出去。就好像战争的时候，因为战乱太过频繁，士兵无暇休息，一场仗打完了，接着打另一场一样，要不了多久，肯定会节节败退，全线告急。

人体也是这样，如果长期熬夜，血液得不到很好的净化，有毒的血液长期在体内各个器官之间循环使用，用一个简单点的比喻，就好像天天用没有洗过的杯盘碗盏一样，时间久了，能不得病吗？很多精英人士英年早逝，与他们长期熬夜有很大的关系。

所以，养肝最核心的一点就是保证充足和有规律的睡眠。很多人都会发现，如果晚上没有睡觉，或者睡得太晚，第二天脸色会非常难看；如果睡得很好的话，第二天整个人都会感到精神振奋，脸色也会红润有光泽。这就是因为睡眠的时候，血液得到了净化。

除了睡觉之外，养肝还有很重要的一点就是保持肝经的通畅。通畅的肝经是气血流动的基础，只有肝经通畅，血液才能得到充分的解毒和过滤，也只有这样，肝才能养好。

通畅肝经有一个很好的方法——刮痧。经常用刮痧板刮拭两肋部，从期门、章门穴开始，经过腹部两侧，从腿部内侧一直刮到脚背太冲、行间、大敦穴止。这样一条经络刮下来，对于保持肝经的通畅、气血的正常循环非常有好处。

治肝三部曲：三步解决中医肝系病症的方案

三部曲就是主要取后背的背腧穴和胸腹部的募穴以及肘、膝以下的本经穴（五腧穴为主）相配合来治疗疾病的一种方法。背腧穴是五脏六腑在背部的“窗口”，五脏六腑的气都汇集在此；而募穴则是脏腑之气汇集在胸腹部的腧穴；本经穴（五腧穴为主）则是采用远端取穴的原则，取每条经络肘、膝以下的穴位。三者互相配合，综合治疗各个脏腑出现的问题。

所以，治疗肝系病症用刮痧、拔罐的方法在三个部位施术就可以了。当然，这里还要强调一点，因为肝与胆相表里，所以中医在治肝的问题时，常常肝胆同治。

第一步：背腧穴

肝脏之气汇集在背部的腧穴是肝俞（在第九胸椎棘突下旁开 1.5 寸）。因为是刮痧，所以只要找到大概的位置，手掌心紧贴刮痧板，和背部皮肤呈 45° ~90° 角，从上至下用合适的力度刮拭就可以了。

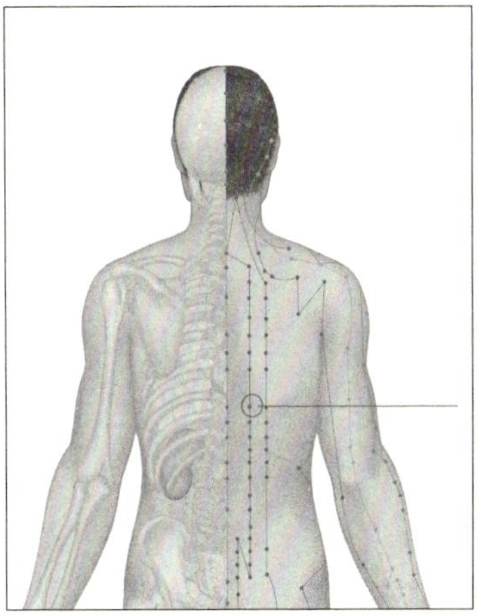

第二步：腹募穴

以期门穴为中心在两肋部刮痧、拔罐（留罐）。期门穴是肝之募穴，在胸部，当乳头直下，第六肋间隙，前正中线旁开 4 寸。同时，用中医三焦定位的方法，肝胆居两肋部，在这里刮拭，可以更好地疏通肝胆。在胸腹部刮痧时，要从中心往两侧刮拭，也就是一种横向刮拭法。

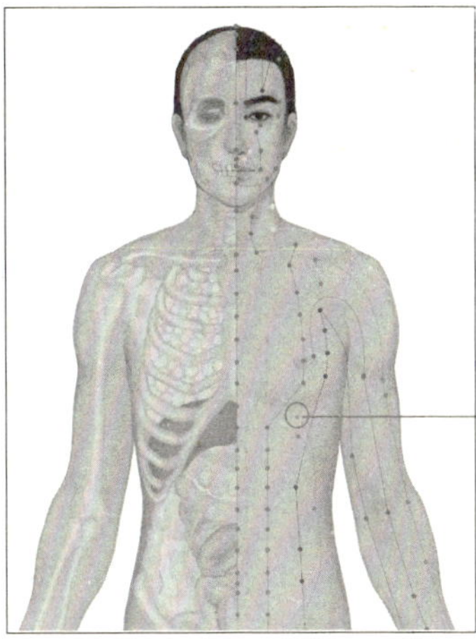

第三步：下肢穴

重点刮拭太冲穴和行间穴。太冲是肝经的原穴下行，是防治肝阳上亢的重要穴位，在第一、二跖骨接合部之前凹陷处；行间穴是肝经的荥穴，在第一、二趾间，趾蹼缘的后方赤白肉际处。荥穴是火穴，主要应用于发热病症。这两个穴结合起来对于肝气郁结引起的疾病有很好的疗效。

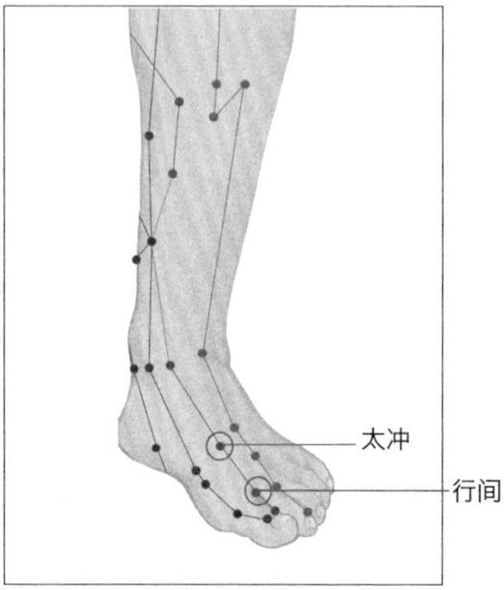

一般来说，肝的问题，用以上三步即可解决。如果叠加有其他症状比较突出的，可以在以上三步外加一个或几个穴位（部位），以增强效果。

◆ 肝经主要穴位图

（主治腹胀、胁痛、肠鸣、泄泻、肝脾肿大、肝炎、肠炎等）

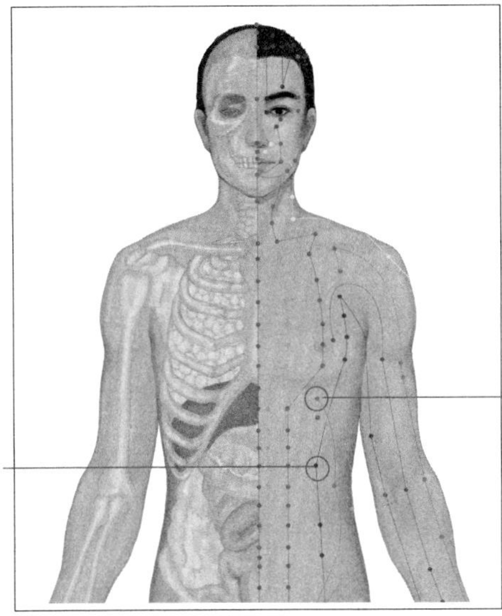

（主治胁痛胁胀、腹胀、肝炎、胰腺炎、乳腺增生等）

（主治头痛、眩晕、目赤痛、失眠、心悸及高血压、扁桃体炎、鼻出血等）

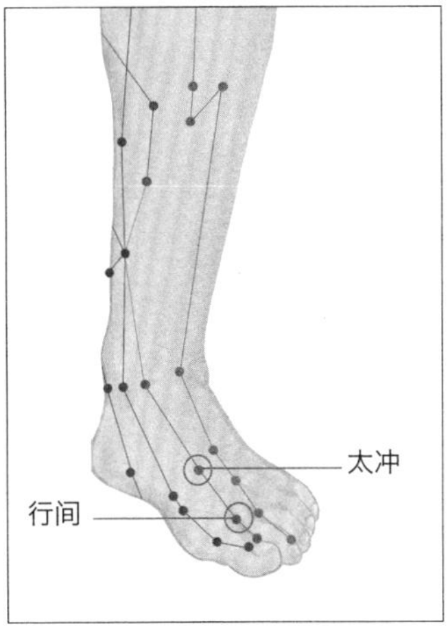

（主治高血压、头痛、眩晕、目赤痛、迎风流泪及急性扁桃体炎、肝炎、神经衰弱、月经不调、乳腺增生等）

脾是大内总管：气血分配要找它

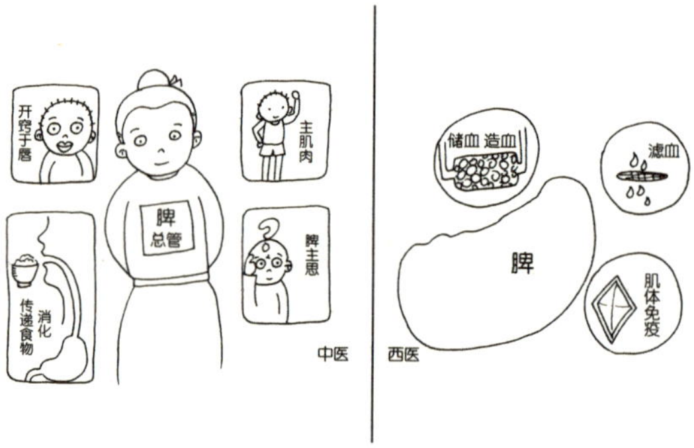

中医认为脾是大内总管，西医认为脾是淋巴器官

西医中的脾是解剖的脾脏，位于左季肋区，是人体最大的淋巴器官。主要功能是储血、造血、滤血、清除衰老红细胞及参与肌体免疫反应等。

中医中脾的功能与西医中的相差很大。所以，很多人认为中医的脾是西医的胰。在西医看来，胰是人体第二大腺体，有内、外两个分泌部。内分泌部即胰岛，主要分泌胰岛素，参与调节糖代谢；外分泌部分泌消化酶、脂酶、淀粉酶和蛋白酶。这些消化酶通过一条小管——胰导管被输送到小肠，分别帮助消化脂肪、糖类和蛋白质。现代糖尿病，中医从脾而治，就是基于中医的脾是西医的胰的观点。

那么，中医怎么认识脾呢？《黄帝内经》中说：“脾为谏议之官，知周出焉。”什么意思？“谏议之官”又称谏官，就是对君主的过失进行直言规劝并使其改正的官吏。

说起皇帝，我们都知道他是天子，九五之尊，拥有至高无上的权威和地位，一般人不敢触犯。但谏官却可在朝堂之上直言批评皇帝的过错和不当之处，有点类似现在的纪检和舆论监督部门。

为什么说脾是“谏议之官，知周出焉”呢？要搞清楚这个问题，首先得讲讲脾的“知周”“谏议”到底是什么意思。

先讲讲“知周”，“知周”就是知道周围的一切，其要领是：心要仔细，还要会察言观色。对皇上生活起居、饮食习惯等了然于心。要知道皇上什么时候该吃、什么时候该喝、什么时候该睡，看见皇上办公桌上的杯子里没水了就得赶快添水；看见皇上面有倦色，就得赶快劝皇上早些休息。

那什么是“谏议”呢？“谏”就是看见饭菜都摆好了，皇上还在工作，对饭菜视而不见或者皇上该睡的时候还没有睡，就得“规劝”皇上，劝皇上吃饭、睡觉，这就是“谏”。“议”又是什么呢？就是建议。如天热了就建议皇上去草原或海边消暑；春暖花开时就建议皇上去考察民情做调研，顺便沐浴春风，看看美景。

但是，从脾的功能上分析，我认为脾应该是大内总管才对，它主管君主的吃、喝、拉、撒、睡等生活问题，是皇帝非常亲密的一位臣下。大内总管除了谏议之外，还有一个很重要的任务——为君主安排分配

“宝物”。

人体中脾这位“大内总管”整天都忙些什么事呢？它的主要工作是分配胃肠送过来的“宝物”。饮食经口进入胃之后，通过胃与脾的共同作用，将提炼出来的“宝物”，也就是水谷精微和津液，交给脾这位“大内总管”，脾负责把“宝物”分配到全身，以营养人体的五脏六腑、四肢百骸以及皮毛、筋肉等组织器官。

当然，这当中最好的精华部分，一定要优先分配给领导（心脑等重要脏腑）。这种分配工作就是脾“主运化”的功能。人体生成的水谷精微和津液，什么时候该输送到哪里，都由脾来安排。

中国人说“民以食为天”，就是说饮食是人出生之后所需营养物质的主要来源，也是生成气、血的物质基础，而脾则是运化饮食中精华的主管。所以，脾有“后天之本”和“气血生化之源”的美名。

为什么人的脾会出问题

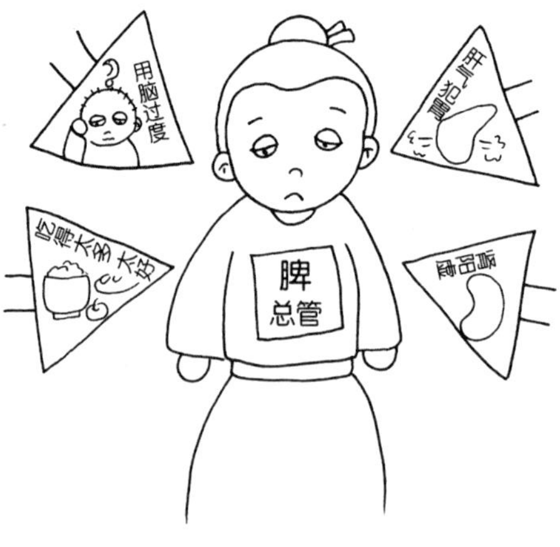

A. 饮食原因

现代生活条件好了，很多人的饮食是“肉为主，素为辅”，似乎体质应该更好了。实际却不是如此，为什么呢？

吃得太多、太好，通过胃送给“大内总管”——脾的“宝物”，也就是水谷精微和津液越来越多了。毫无疑问，“大内总管”的工作也会随之加重，它要不断地将“宝物”分配下去。

想当年，生活条件不好的时候，胃送来的“宝物”不是缺斤短两，就是质量不高。而现在呢，胃送来的“宝物”不但质量高，而且分量还足。就像有人到饭馆吃饭，本来点一个菜就够吃，饭馆老板说今天优惠，买一送一，又白送了一个菜，不吃白不吃呀，吃吧，结果一不小心就吃撑着了。“大内总管”天天超负荷地从事搬运“宝物”的工作，能不累坏吗？

这些“宝物”被“大内总管”输送到人体各个组织器官后，组织器官消耗不了，就会造成大量的营养过剩。就像人会把多余的钱存起来一样，脾也会把这些“宝物”堆积起来。大量的营养堆积在肌肉就造成肥胖，堆积在肝就造成脂肪肝，堆积在血管就造成血管硬化……

就好像搬运工一样，胃不断送来“宝物”，脾就得不断将“宝物”往仓库里面搬。仓库的容量也是有限的，仓库装满之后，就只能往里硬塞。最后，连过道上都堆满了东西，把搬运工也累得够呛。

在脾搬运的“宝物”当中，很大一部分是津液。脾累得趴下了，这些津液无法输送了，就会大量堆积在体内，变成危害身体的罪魁祸首——“痰湿”。这便是中医说的“脾生痰湿”。

“痰”在中医里是一个非常大的概念，不仅仅指大家看得见的咳嗽咳出来的痰。中医将“痰”分为有形的痰与无形的痰两种。有形的痰主要停留在肺，无形的痰可停留在体内任何地方。“痰湿”在体内很不容易清除掉，“痰湿”黏在体内的某个部位，就好似一口浓痰被人吐在洗手池边上一样，很黏稠，用毛刷刷半天才能刷下来。“痰湿”附着在人体组织器官中，阻塞了通道，使营养不易进入，废物不易排出，会导致很多疑难杂症的发生，所以中医说“怪病多因痰作祟”。中医面对一些疾病，用了很多方法但效果均不佳时，往往都要考虑是不是痰在作祟。

吃多了，脾累坏了，会生痰湿；反过来，痰湿多了，脾的功能也会受到影响，形成一种恶性循环。

B. 思虑过多

脾在志为思，现代社会是知识社会，也就是说，是靠脑力吃饭的社会，商人不久思怎么能赚钱？科研不久思怎么能出成果？学生不久思怎么能考出好成绩？然而，久思伤脾。所以，在考虑问题的时候一定要适可而止，遇事少钻牛角尖，多转变一些思路。

C. 肝的原因

五行中，肝属木，脾胃属土。木克土，也就是肝气犯胃，肝郁气滞可以影响脾胃。最常见的如人一生气就不想吃饭，就是因为肝气犯胃所致。人生气后会造成肝郁，肝郁就会导致气滞，气行不利，就会影响胃的腐熟工作。很多人生气后会感觉有一股腐臭的酸味往咽喉处冒，这就是肝郁气滞影响了胃气的和降，甚至有可能出现胃痛。除此之外，肝郁气滞也会导致胸胁部的胀痛。

D. 肾阳虚

肾阳虚可以影响脾，如果肾阳虚损，将无法温煦脾土，可使脾运化水谷和津液的功能失常。常有人看病时告诉医生，说自己最近吃啥拉啥，吃玉米拉出的大便中有完好的玉米粒；吃青菜拉青菜，大便中发现青菜还完好甚至颜色都是绿的。天刚亮就出现腹痛欲泻，又称为鸡鸣泻、五更泻。这都是肾阳无法温煦脾土，导致的完谷不化、五更泻等。

很多现代富贵病都是因为伤了脾

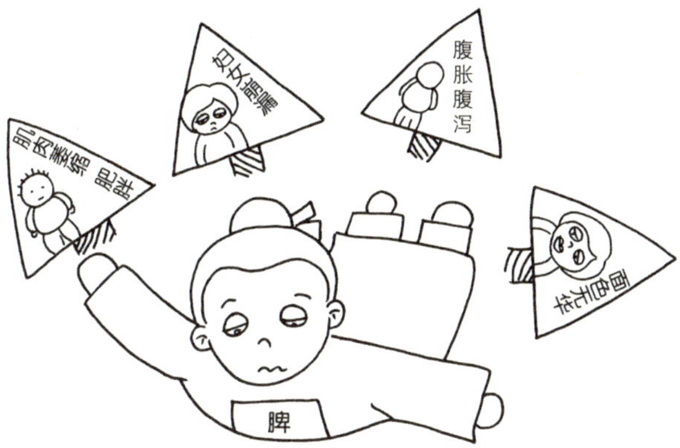

A. 肌肉萎缩、肥胖：不同病症一样病源

有一年，我在某市举办刮痧、拔罐学习班。讲课期间，每天一到吃饭时间，就会有人来接我等一行到当地一家有名的饭店吃饭，非常准时，饭菜也十分丰盛。

原来，我的一位学生正在给那个接我们吃饭的人的儿子治病。我依稀记得，前段时间，这位学员经常打电话向我咨询一个病例，有一个十几岁的小孩，一年前因摔伤造成腰椎受伤，治疗前基本不能行走，一条腿正常、一条腿变细，很明显是肌肉萎缩的症状。

腰椎的问题需要在腰椎正中和两侧刮痧、拔罐。而肌肉萎缩问题则要从脾来治。中医讲脾主肌肉、四肢。饮食进入胃之后，经过胃与脾的共同消化，其中的水谷精微，通过脾的运输散布到全身，以营养五脏六腑、四肢百骸以及皮毛、筋肉等组织器官。脾如果失去了正常的健运，则会出现清阳不布、营养不足的现象，最终导致肌肉萎软、四肢倦怠无力。

我把这些理论告诉学员之后，他在我的指导下给小孩诊治，效果还不错。这位先生这几天的热情款待，一是表示感谢，二是想让我抽空亲自给他儿子看看。

为了满足一位父亲的真诚心愿，学习班临结束前一天的晚上，我和我的学生一起去了这位先生家里。据小孩的母亲介绍，通过刮痧、拔罐治疗后，孩子的病情大有好转。

我一边为小孩治疗，一边给学员讲解一些“解灶”新手法。治疗完毕，小孩说感觉好像双腿有劲儿了，他大概有一年未下床独立走路了。我鼓励他自己下床走走试试，他看了看父母。看得出来，父母亲的眼神有期待、有担心、有紧张。

在我的鼓励下，小孩吃力地下了床，走了起来，姿势很难看，但终归是自己在走了。这一点点进步，已经让他的母亲高兴得双眼含泪了，真是可怜天下父母心。

看到小孩站起来，我也很高兴。我发现小孩的母亲很胖，就问她想不想减肥。她说当然想了，也努力尝试过，吃了不少减肥药，但都没什么效果。

我给她号脉，发现她右手关脉大而弱。我问她：是不是有腹部发胀、胀气的感觉，而且不想吃东西、口淡无味、大便稀、全身没劲？她说：这些症状全都有，腹胀得厉害，没有食欲，吃什么都一个味，浑身没力。

我看了看她原来吃的减肥药，都是泻药。很多人认为减肥就应该泻，这是认识的误区。肥胖也分虚症和实症，泻药针对的是实症，而这个小孩的母亲是虚症，脾虚很严重。

中医认为，脾不但有运化饮食水谷精微的功能，还参与水液的代谢与输布。所以脾不健运，会引起水湿滞留的各种病变，肥胖就是其中的一种。治疗的时候，首先要健脾，脾得健运，水液代谢正常后，停留在人体中的水湿就能得以代谢，肥胖自然可以消除。

所以，治疗的时候，主要选择脾经和胃经上的穴位，刮痧、拔罐所选穴位有背部的脾腧和胃腧，手法是刮痧、走罐和留罐；腹部的中脘和天枢，手法是刮痧和留罐；腿部的足三里、丰隆、三阴交，手法是刮痧和留罐。

因为学习班结束要离开当地，所以我指导学员具体操作，并告诉他操作的要领。这次治疗结束，过三五天，痧斑消除之后，再继续进行一次。一个月后，学员告诉我说，那位太太已经减下去十多斤，其他症状也基本消失，一家人都非常高兴。

B. 妇女崩漏：拔罐、艾灸脾经迅速止血

我曾经治疗过一位 30 岁的崩漏患者，看病之前半个月，刚做完人工流产，术后 5 天就干净了。后来，因为工作加班劳累，突然阴道流血不止，量大，血色淡，质稀，她面色苍白，非常疲惫，没有胃口。

崩漏是中医的说法，相当于西医的功能性子宫出血，是妇女卵巢功能失调引起的子宫异常出血。“崩”会让大家想到山崩，来势凶猛。这里指发病急骤、出血量大。“漏”会让大家想到水管或容器裂了，水“滴滴答答”往外流，这里指病势缓慢、出血量小、淋漓不止。

中医认为，崩漏与脾的关系最大，因为脾是统血的。“统”是统摄、控制的意思。血液运行和社会的事务一样，都要按章办事。汽车在公路上行驶是正常的，如果开到人行道上就是违章；水在河道中流淌是正常的，如果水流到河道以外，就会出麻烦了，严重时甚至会出现洪水泛滥，危害就大了。汽车违章有交警来管，水在河道中运行是水利部门的事。

那血液运行呢?

血液运行于经脉之中是正常的事，血液溢到血管外就不正常了。这个由谁来管理呢？脾。脾具有统摄作用。要是脾不管事了，血液就可能溢出于经脉，出现出血的病症，如便血、崩漏、肌衄（非外伤之肤表出血）、紫斑等。

所以，子宫出血也要从脾论治。我在患者背部的脾腧和胃腧穴、下肢的血海和足三里穴留罐 20 分钟；在头顶的百会穴、腹部的关元和子宫穴、下肢的血海和足三里穴进行悬灸。每天灸一次，5 天后，患者就恢复了正常。

C. 腹胀、腹泻：孩子的问题就找脾调治

我曾经治疗过一个小孩，当时 6 岁左右，容易腹胀，吃点东西就胀得不行，而且常常闹肚子，稍微吃得不好就腹泻，平时食欲也不好，很瘦弱，体质也不好，容易感冒。为了让小孩吃饭，一家老小伤透了脑筋。

我在小孩背部的夹脊穴涂上油走罐。小孩子的皮肤比较娇嫩，所以罐内吸力不能太大，发现体表发红就可以了；然后在足三里穴悬灸。同时将手法教给大人，让他平时隔一天为小孩走罐、悬灸各一次，坚持使用了一个月后，小孩的体质明显强壮了，胃口也好了，也不拉肚子了。

小孩子非常容易出现腹胀、腹泻等问题，这是因为孩子的脾胃比较虚弱，过多的、不好消化的食物都会造成脾的负担。如果脾在运化水谷精微方面出现问题，就会出现腹部胀满、大便稀溏、没有食欲、身体消瘦等病症；如果在运化津液方面出现问题，就会出现痰饮、水肿、泄泻等病症。

所以，对于本来脾胃就比较虚弱的孩子来说，吃的方面一定要多加注意。大人出现了腹胀、腹泻等问题，也要从脾论治。

D. 面色无华：健康的脾脏就是最天然的化妆品

对于女性而言，美容是人生中的一件头等大事。我认识一位 40 岁左右的女性，拥有自己的公司，平时工作很忙。每月花在美容和化妆品上的钱就好几千元，不化妆根本不敢出门。因为，只要不化妆，脸色就会特别难看，跟“黄脸婆”一样，萎黄，一点都不红润。

一次聚会上，经朋友介绍，我就顺便给她看了看，通过号脉和手诊，发现她脾虚很严重，我就问她：是不是腹部发凉，总觉得血上不到头上去？

好像一招点中了她要害似的，这位女老板眼睛突然一亮，很惊奇地说：“说得太对了，这个问题已经有好几年了。”她还说，最困扰她的就是脸色的问题，整个人像“黄脸婆”似的，一点血色都没有。每天必须涂抹大量的口红和化妆品，否则不敢出门。而且，最近又添加了新的毛病，月经老是延后，而且量少色淡，怀疑是不是要绝经了。

其实，这些毛病都是脾虚引起的。中医认为，脾开窍于口，其华在唇。口唇是五官中反映脾气状态的窗口，通过观察五官中口唇的变化，就可间接知道脾脏的情况。如果脾的运化功能协调的话，脾气通于口，食欲就会正常。脾能健运，则气血充足，口唇红润有光泽。

反过来，如果脾的运化功能不协调，则会出现口淡无味，发腻、发甜、不思饮食等症。脾不健运，则血气虚少，口唇淡白失去光泽，甚至出现萎黄的情况。

这位女士因为生意繁忙，经常国内、国外跑来跑去，饮食、休息各方面都没办法得到保证，身体出现问题也在所难免。因为她很难有固定的时间找医生调治，所以，我教给她要领，让她有空时就用刮痧板刮腹部关元、腿部血海和三阴交等穴位。同时在上述三个穴位留罐和悬灸。

她执行得非常不错。3 个月后，她很热情地要请我吃饭。再次见面时，症状全消失了，素颜的模样一样红润好看。

很多年轻女性和这位女士一样，发现自己脸色的颜色不好看，就会去专柜购买一堆化妆品回家，涂抹在脸上，形成严重的化妆品依赖症，不知道从根本上去解决问题。其实，如果脾脏调理好了，完全不需要用那么多的化妆品，省时省力省钱。

最后要提醒的一点是，化妆品的化学成分很高，尤其是唇膏，有些劣质口红是用“苏丹红”染红的，“苏丹红”有很强的致癌性。涂抹在口唇上，很多被自己吃掉了，其中危险不言而喻！

治脾三部曲：三步解决中医脾系病症的方案

前面说过，中医的脾是“大内总管”，能力很强，杂事繁多。也就是说，很多事都要找它来解决，所以中医说，很多病症都和脾有关。

那么，这些问题该怎么解决呢？很简单，用治脾三部曲。一般情况下，中医脾系病症的治疗用刮痧、拔罐的方法在人体三个部位施术就可以了。中医说，脾胃相表里，二者之间联系很紧密。所以，在治疗脾系病症的时候往往要脾胃同治。

第一步：背腧穴

以背部的脾腧为重点并在其附近刮痧、拔罐，脾腧是脾脏之精气汇集在背部的窗口。它在第十一胸椎棘突下旁开 1.5 寸，脾腧的下面就是胃腧，刮痧的时候可以同时刮到。

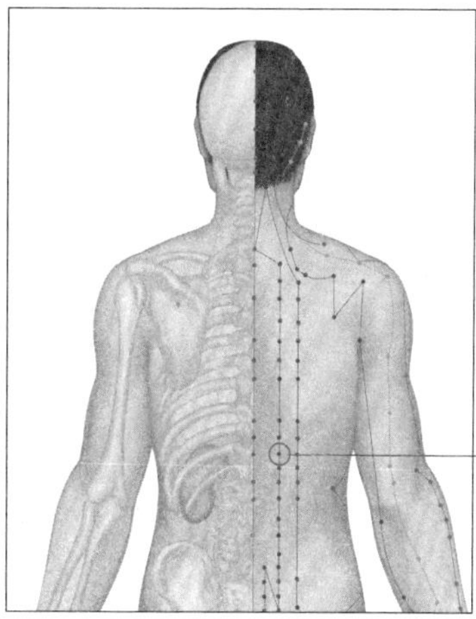

第二步：腹募穴

以胁肋部的章门穴为重点，在其附近刮拭并拔罐（留罐）。章门穴在第十一肋骨游离端下缘处，是脾的募穴，是脾脏之精气在胸腹部汇集处。

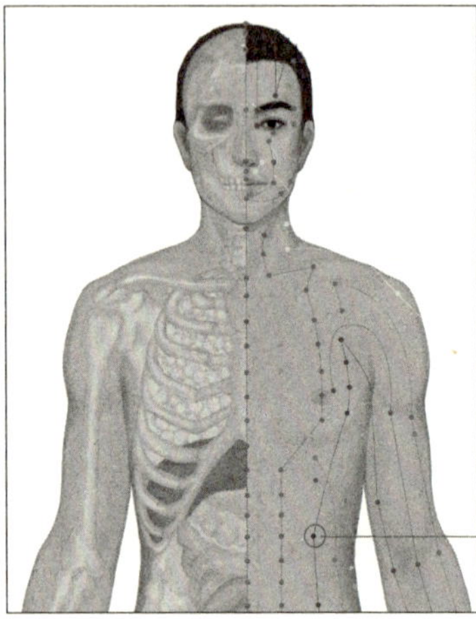

第三步：下肢脾经穴

以血海、阴陵泉、三阴交三穴为主刮拭足太阴脾经，主要是大腿、小腿内侧足太阴脾经循行的部位，同时在血海、阴陵泉、三阴交三穴处点按和留罐。

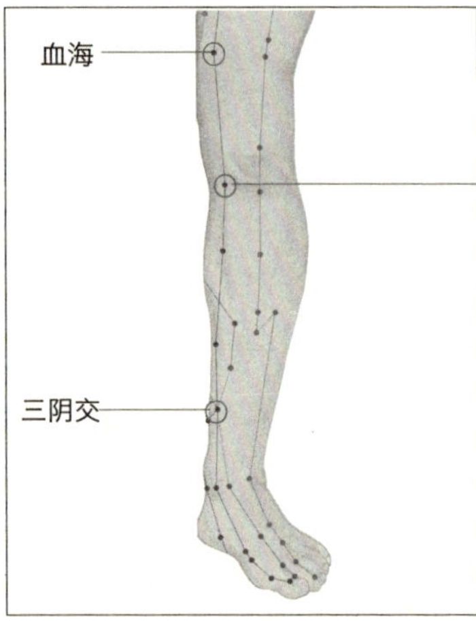

一般来说，中医处理脾的问题，用以上三步即可解决。如果有些症状比较突出，就可以在以上三步外加一个或几个穴位（部位），以增强效果。

◆ 脾经主要穴位图

（主治皮肤瘙痒、月经不调、痛经、闭经等）

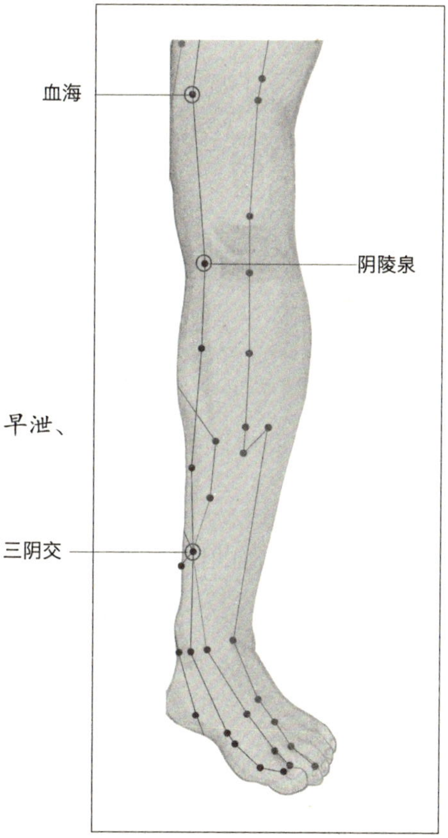

（主治小便不利、尿潴留）

（主治失眠、多梦、阳痿、早泄、湿热白带、痛经、腹痛）

肾是先天之本：养肾就是养生机

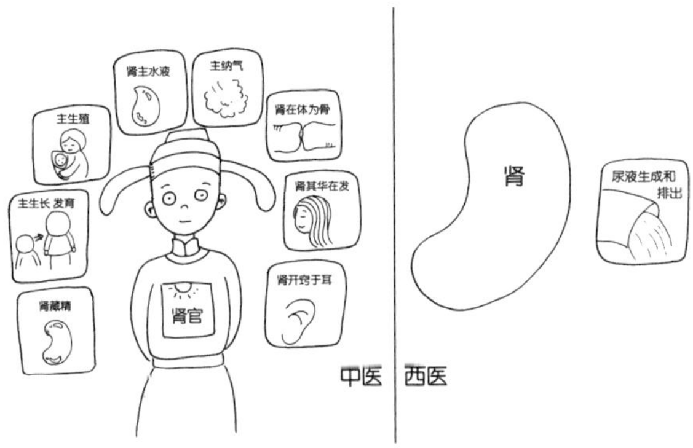

中医认为肾是先天之本，西医认为肾管尿液

肾在西医看来是和尿液的生成、排出相关联的脏器。肾的功能解剖分为肾单位和集合管、皮质肾单位和近髓肾单位等。而肾单位又可进一步分为肾小体和肾小管，肾小体又可分为肾小球和肾小囊。当然，这是西医的肾的部分知识。

西医生理学对肾功能是这样描绘的：肾是维持肌体内环境相对稳定的最重要的器官之一，主要有三大作用。

①排出肌体大部分代谢产物以及进入人体的异物；

②调节细胞外液量和渗透压；

③保持体液中重要的电解质，如钠、钾、碳酸氢盐以及氯离子等，排出氢离子，维持酸碱平衡。

那么中医呢？《黄帝内经》讲："肾者，作强之官，伎巧出焉。""强"，左侧为弓，拉弓射箭，需要很大的力气。冷兵器时代，主要依靠刀、弓，弓箭可远距离杀敌，是很厉害的武器。"强"带给我们的是力量、底气，这也是肾气足的表现。

肾包含了多种功能，肾藏精，主生长、发育，主生殖，主水液，主纳气，在体为骨，主骨生髓，其华在发，开窍于耳及二阴等。可想而知，肾必须是强大的、灵敏的。

大家看动物世界就知道，动物在发情季节里，雄性动物之间总会相互争斗，以力量决出胜者，因为只有胜者、强者才能取得与雌性动物的交配权。在自然界中，强者才能生存和延续，这是自然界优胜劣汰的法则，所以叫"作强之官"；而生儿育女本身就是很有"技巧"的事，所以叫"伎巧出焉"。"伎巧"是精巧灵敏的意思。

苏东坡词云："鬓微霜，又何妨……会挽雕弓如满月，西北望，射天狼。"一个挽雕弓射天狼、铁骨铮铮的强者形象，一定会映入你的脑海。五脏六腑中，肾就是那铁骨铮铮的强者。

和人一样，权力越高，能力越强，需要担负的责任就越大。肾的功能这么多，每种功能出现问题，都会责之于肾，而每种功能又会出现很多症状。所以，很多问题的出现都和肾有关。

头发是反映肾状况的“晴雨表”

头发就跟小草一样，“地肥水美”就能长得好

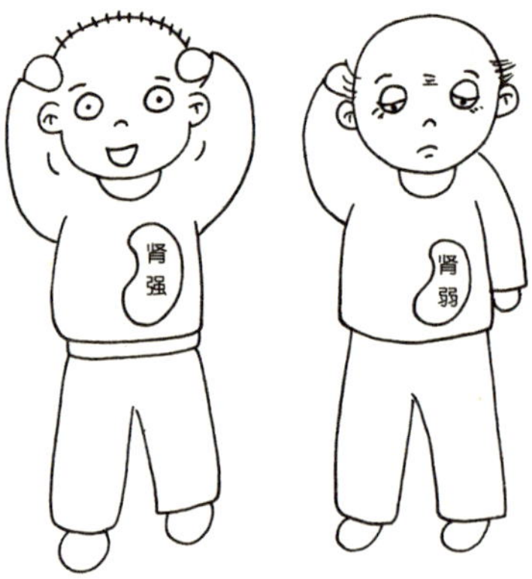

中医说：“肾，其华在发。”也就是说，肾的精气是否充盛，可以显露于头发上，所以有“发为肾之外候”之说。

就好像地上长的草一样，如果草长得茂盛，那大家知道这个地方肯定地肥水美；如果草长得又小又黄，那一定知道这个地方土质很差，水源不足。

人也如此。青壮年时期，精血充盛，所以发质细腻有光泽；随着年龄的增长，由于精血逐渐衰退，毛发会逐渐变白、脱落。大家都知道，这是正常的生理规律。

但是，很多人会发现，年纪轻轻的人会有少白头；有的人会莫名其妙地大量脱发……这些不正常的、不符合自然规律的现象，在中医看

来，责任主要在肾，多与肾中精气不足有关。如果想要头发好，不妨经常用刮痧板刮拭头部，同时，也可多刮刮肾腧和肾经上的太溪、涌泉穴，以增强肾功能。

为什么现代人动不动就肾虚

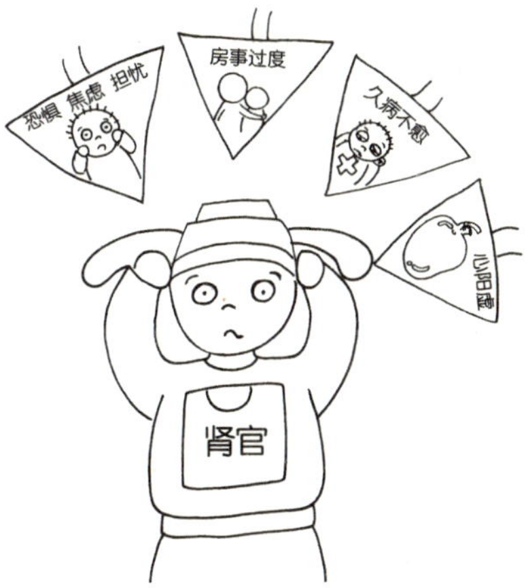

A. 情志过度

中医说，情绪过激，会伤害到脏腑。对于肾而言，最怕的就是恐惧。肾是强者，不能恐惧，恐惧过度会导致肾气不固，气陷于下，会出现大小便失禁的现象。俗话说“吓得屁滚尿流”就是过度的恐惧伤了肾所致。

B. 房事过度

大家都知道，纵欲、对性生活不加节制会严重地伤肾。房事过度，易耗伤肾精，出现腰膝酸软、头晕目眩、耳鸣、精神不振，男子遗精、早泄、阳痿，女子月经不调等症状。

C. 久病不愈

中医说“久病及肾”，意思是说得病时间久了，会影响肾，出现肾阴肾阳的亏虚。所以，慢性疾病患者在调治疾病的同时，也不要忘了补肾。

D. 由心引起

心在上焦，肾在下焦，心火应向下去温煦肾水，达到阴阳平衡才正常。如果心阳虚衰，无力温煦肾水，会导致肾水寒（虚），最终导致心肾阳虚。这时候，往往全身发凉，尤其下肢发凉严重，自己感觉心慌、心跳等，这种情况不但要治肾，还需治心。可在肾腧、关元、太溪的基础上加用心腧、厥阴腧、膻中、巨阙等穴，在心经和心包经刮痧、拔罐。

肾精不足，人就会出现如下问题

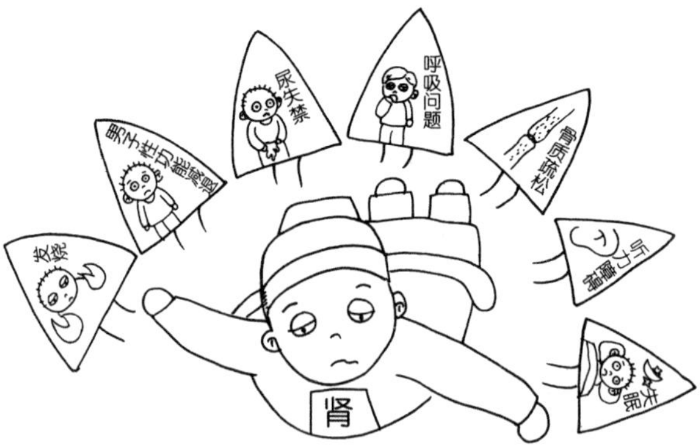

A. 发烧：也有可能是肾虚

我曾经治疗过一个20多岁的小伙子，是一位老朋友的侄子，发低烧（体温37.8℃～38℃）一个多月，北京几家有名的大医院都跑遍了，也没有得到明确的诊断。我看了看病历本，基本上想得到的检查都做了，所有的医生都在不同的诊断后面打一个“？”。其中一家很有名的医院让小伙子最近去做脊髓穿刺检查，他有点害怕，一直犹豫着。

朋友到京后知道了这个情况，就安排了一桌饭局，请我帮他的侄子看看。病情很简单，就是低烧，也没有其他明显的不适。我详细询问了病情，很有特点，都是在17～19点发烧，19点《新闻联播》一开始常常出一身汗，烧就退了。第二天又会继续。这种症状，西医检查不出问题来，当然无法下手。

从中医的角度来说，低烧，没有外感症状，属于内伤发热。内伤发热的原因很多，所以要从其他的方面来判断发病原因。朋友的侄子发烧的时间在17～19点，也就是酉时，酉时肾经当令。也就是说，这段时间肾值班，此时发低烧，属于肾气大伤。号脉发现双手尺脉弱，尺脉主关肾，脉象也支持肾虚判断。

按说，20多岁的年轻人，体质也不错，又无其他疾病症状，不应发生肾气大伤的现象。询问得知，小伙子新婚刚两个月，新婚燕尔，纵欲过度极有可能。

18点左右，小伙子的低烧如期而至。我从车子的后备箱里取出刮痧板、刮痧油以及拔罐器材，在包厢里就地给他治疗。

治疗很简单，在后背的大椎、肾腧刮痧和留罐，在神阙穴留罐（轻吸、留10分钟即可），用刮痧板厚边角点按涌泉穴与足底肾反射区。

整个操作过程 30 分钟左右，取罐后，小伙子当时自己感觉烧退了。因为现场未带体温计，无法证实降了多少。我把刮痧板送给他，让他回家后自己点按涌泉穴和刮拭复溜穴、太溪穴。临走时，我告诉他过 3～5 天痧退后再来找我治疗一次。

过了 5 天左右，朋友打电话给我，又要请我吃饭。我以为是为了给他侄子治疗的事，结果他告诉我说，侄子上次治疗结束后，这几天都没有发烧了。现在的精神状态非常好，因为之前几家大医院都没有明确诊断，让侄子以为自己患了什么绝症，整天忧心忡忡的，家里人也跟着担心不已。

朋友的声音听起来很激动，说："几家大医院都诊断不出来的病症，你治疗一次就好了。大家听说了，都觉得很神奇，想见见你。"

其实，这也没什么神奇的。大椎属督脉，督脉主一身之阳气，在大椎穴刮痧、拔罐可通畅周身之阳经，大椎穴是退热要穴，具有显著的双向调节作用，对外感发热和内伤发热都有作用；肾腧是肾的背腧穴，有培补肾气、振奋元阳的功效。

神阙属任脉，任脉为阴经之海，与督脉相表里，共同司管全身诸经，是全身经气汇集之地。在神阙穴留罐可振奋五脏六腑、四肢百骸、皮肉筋骨，从而达到祛除病邪、康复肌体的作用。

涌泉穴是肾经的井穴，刺激涌泉穴可引火归源，有退热的作用，无论是实火还是虚火均可取之。

朋友的侄子才 20 多岁，很年轻，体质也不错，治疗起来效果好也属正常。不可否认，西医有西医的长处，但是，很多亚健康，也就是中医说的未病状态，西医的仪器是检查不出来的，要是等到检查出来了，可能病情已经很严重了。所以，身体的感觉是最重要的，发现自己有哪儿不舒服，哪怕只是一些小小的不舒服，也要注意到，及时调治，这样才能保证身体的健康。不要认为检查不出来就是没病，或者怀疑得了什么不治之症，自己先慌了神，这样对身体健康非常不利。

B. 男子性功能问题：肾虚一样是常见病

我在国外的时候，曾经治疗过一位阳痿患者，是一家企业的老总，43 岁，可能是压力大还是什么原因，半年前出现勃起困难，常整夜阳物难举，或偶举不坚，无法完成性生活，检查也没发现什么特别的原因。

其实，这从中医角度来讲很容易理解。中医认为，肾主生殖。人体的性功能和生殖能力主要与肾有关，直接受肾精的盛衰影响。如果肾出现问题，生殖方面也会跟着出问题。男性可能出现性功能障碍，如阳痿、遗精、早泄等；女性可能出现性冷淡、不孕症等，这些都要从肾来治。

所以，肾虚是男女都会出现的症状。但是现在因为广告的宣传，很多人觉得肾虚是男士的专利，一说到肾虚就会直接联系到阳痿。我有一次在外地讲课，有一位女士伸出手让我看看她有什么问题，我说有点肾虚。她一听，立马就把脸拉长了，一脸的不高兴，扭头就走了，边走边说，我怎么可能肾虚呢？让人哭笑不得。

其实，肾虚会导致各种疾病，阳痿只是其中一种。但很多人讳疾忌医，出于面子问题不好意思大大方方地去医院治疗。我的那位患者就是，因为在当地比较有名望，不好意思到诊所找我诊治，每次都是派车接我到他的住处进行治疗。

我在他后背取命门、肾腧穴，腹部取关元穴，下肢取三阴交和太溪穴，每天艾灸一次，三天刮痧、拔罐一次。

第一次对他采用命门、关元穴同时进行对灸，两三分钟之后，他感觉前后各有一股热流涌入，一会儿感觉两股热流合在一起了，好似在腹中有一团火似的，暖暖的，十分舒服，灸到这种感觉消失为止，一次共灸 40 分钟左右。连续治疗了很多次，每次都有这样的感觉。治疗 7 次后，他告诉我性生活基本恢复正常。

后来为了巩固疗效，我又断断续续为他治疗过几次。当然，这中间有很大一部分原因是这位老总想听我给他讲讲养生知识。

很多人一说肾虚，就觉得和男士性功能相关，就想着要去吃点什么。其实，肾确实和人体的性功能以及生殖能力有关，但这并不代表肾虚是男士的专利，也不代表肾虚就一定会出现阳痿等症状。一旦出现问题，就想着吃点补肾的滋补品，更是对养生的误解。

C. 尿失禁：水液调节的问题也要找肾

产后尿失禁对很多女性而言是一种痛苦的折磨，不仅仅是生理上不舒服，也会背上沉重的心理负担。我曾经治疗过一位 30 多岁的女性，生产后，经常在夜晚出现遗尿现象，白天也会偶尔发生。所以，轻易不敢出门，实在迫不得已出门的话，也跟小孩一样要用尿不湿，非常痛苦，同时还伴有腰酸腿软等症状。

尿失禁属于水液代谢方面的问题，肾是要负一定的责任的。因为肾主水液，肾中精气的气化功能，对于体内津液的输布和排泄、维持体内津液代谢的平衡，有着极为重要的调节作用。肾调节水液的主要表现就是主管小便的开与合问题。正常情况下，人应该是开合有度的，也就是说该排时就排，不该排的时候就不排。

如果肾在代谢水液方面出现了问题，小便该排时不排，就是“开门”不利，就可能出现尿少、小便不利、水肿等病症；如果“关门”不利，轻者可出现小便多（中医叫小便清长），重者就是小便不该排的时候排了，也就是尿失禁等病症。

我用刮痧、拔罐为她治疗，在腹部的关元和中极穴刮痧、留罐和艾灸；腰部的肾腧和膀胱腧刮痧、走罐、留罐、艾灸；腿部的太溪穴刮痧、留罐、艾灸。一共治疗了 3 次，这位女士的问题就消失了。

D. 呼吸问题：患病久了，都要补补肾

有一天，一位学员给我打电话咨询，说用刮痧、拔罐治疗一位老年哮喘患者，开始治时效果还好，以后效果就不明显了。同样的手法和施治部位，之前也治疗过很多患者，效果都非常不错。这次不知道怎么回事。

我听了病情介绍，发现这位患者除了肺不太好之外，还有肾虚的症状，就告诉他：管呼吸的除了肺还有肾。因为“久病必虚”“穷必及肾”。老年哮喘或哮喘日久不愈的患者，都必须在治肺的同时加上调肾的穴位，如肾腧、关元、气海、太溪、涌泉穴等，以补肾益气。同时加上百会穴，通过刺激百会穴来提升人体一身的阳气，再在足阳明胃经的足三里穴留罐，以补中益气。

学员按照我说的操作，过了一段时间，反馈信息说，按这个方法治疗后，效果很好。

中医说“肾主纳气”，是指肾有摄纳肺所吸入的清气，防止表浅呼吸的作用，从而能保证体内外气体的正常交换。只有肾的精气充沛，摄纳正常，才能保证呼吸均匀调和。所以，呼吸方面如果出问题，肾也有一定的责任。若肾气虚损，纳气功能就会减退，呼吸表浅，会出现动辄气喘、呼多吸少等现象。

所以，我们平时呼吸的时候，要采取最有效、最健康的呼吸，就是深呼吸，也就是现在常说的腹式呼吸，能充分调动肾的纳气功能，使氧气充分被人体组织吸收利用。

E. 骨质疏松：补肾、畅通肾经是关键

人一旦上了年纪，牙齿容易脱落，骨质也变得很脆弱。在媒体的宣传下，很多人会选择补钙产品，认为这是人体缺乏钙质所致，以为钙吃得越多，形成的骨骼就越多，就能防止骨质疏松。

其实这种想法是错误的，我们先看一下钙在人体中被吸收的过程：钙经胃肠吸收后，进入血液，形成血钙（即血液中的钙），血钙进行钙盐沉积，形成骨骼。

就跟血糖要保持一定的水平一样，血液中钙的含量也要保持在一个合理水平才算正常，过多或过少都不好。补钙过量，血钙的含量过高，可出现高钙血症，会引起如肾结石、血管钙化等并发症。所以，补钙也要看具体情况。

从中医的角度来说，肾藏精，生髓，主骨。也就是说，骨骼的问题是和肾相关的。骨骼方面如果出现问题，责任主要在肾。如果肾中精气亏少，骨髓化源不足，骨骼将失去髓养，会导致骨质疏松，人就容易出现骨折、腰膝酸软和牙齿易松动、脱落等症状。上了年纪的人，由于肾精日益衰减，所以很容易出现牙齿脱落、骨质疏松的症状。但是，如果就此盲目地补钙的话，很容易引发其他的问题。

所以，对老人而言，最安全有效的补钙方式是在日常饮食中增加钙的摄入量，而且食物补钙比药物补钙更安全，不会引起血钙过量。除此之外，晒太阳和户外运动也有利于钙的吸收和利用，这些都是安全的补钙方法。

对老人而言，在这几方面的基础上，平时注意补肾、疏通肾经也是防止骨质疏松很重要的一方面。因为从中医的角度来说，骨质疏松除了肾虚、肾中精气不足之外，肾气不通也是很重要的一个因素。肾经不通，肾中精气无法输送到骨髓，也可出现骨质疏松。所以，中医治疗骨质疏松可以通过补肾和疏通肾经来实现。

F. 听力、二阴问题：肾是一专多能的“巧匠”

我在国外坐诊时，遇到过一位患者，虽然是华人，但在国外长大，一直受英文教育，不太会说中文，所以由他一位懂中文的亲戚陪着来。

这位患者是五更泻，患病已经半年多了。他从小受英文教育，根本没想过找中医治疗。可他跑了很多家医院，就是查不出问题所在。病因都找不到，没有明确诊断，治疗当然就更无从谈起了。

一家医院查不到问题，就换一家查，患者也不厌其烦，当地的医院差不多跑遍了，也没查出个所以然。患者心里七上八下的，成天担心自己是不是得什么绝症了。到后来，整天惶恐不安的，都有点儿神经质了（他亲戚告诉我的）。其实，人最怕没事瞎猜，没事都会想出事来。

医院查不出原因，不肯治疗。患者就自己去药店买了不少止泻药和调理胃肠的药，但都没什么效果。很多人都认为五更泻是胃肠方面的问题。其实，在中医看来，五更泻的病根在肾，为肾阳虚所致。

肾开窍于耳及二阴。肾和耳朵的关系就不用说了，老人听力普遍下降，和肾的精气逐渐下降有直接关联。二阴，就是指前阴和后阴。前阴是排尿和生殖的器官，后阴是排泄粪便的通道。尿液虽然储存在膀胱，但排泄不仅靠膀胱，还需依赖于肾的气化才能完成。

如果肾的气化功能失常，就会出现尿频、遗尿、尿失禁、尿少或尿闭等情况。如肾阴虚，会导致肠中津液枯涸，出现便秘；若肾阳虚，会导致阳虚便秘或阳虚水泛型泄泻。

古时候把天刚亮的时候叫五更，五更时拉肚子就叫五更泻，和肾阳虚的关系很大。所以，我就用刮痧、拔罐和艾灸的方法，在患者后背的命门穴刮痧加艾灸，在肾腧穴刮痧、留罐加艾灸，在头顶的百会穴和腹部的神阙穴艾灸。才治疗了两次，患者就痊愈了。

G. 失眠：心肾不交首选刮痧

失眠是困扰很多白领以及中产阶层的常见疾病。微软 MSN 中文网就发布过《MSN 白领健康调查研究报告》。调查显示，近 8 成白领出现过心理抑郁的情况，精力减退或持续疲乏，不开心。更有甚者，北京还有报纸报道过有人因为长期失眠而跳下地铁自杀。

我曾经治疗过的一位公司经理就是这样，才 40 岁出头，就已经头发稀疏了。因为工作压力大，最近半年常常失眠，要么睡不着，要么睡着后梦魇连连，严重时睁着眼睛到天亮，完全无法入睡。

这期间看过不少医生，中医、西医都看过，但效果都不好。最近更是出现心烦、口干、手足心发热等症，很典型的心肾不交的症状。

我给他在后背的心腧、肾腧穴刮痧、拔罐，在腿部的三阴交穴留罐，头顶的百会穴用悬灸，在心腧、肾腧、百会、三阴交等穴寻找热敏点，灸透，寻找“气至”的感觉。

这样治疗 5 次后，患者告诉我说，每天已能睡 6 个小时左右，精神状态也好了很多。

足底按摩：最经济实惠的居家养肾法

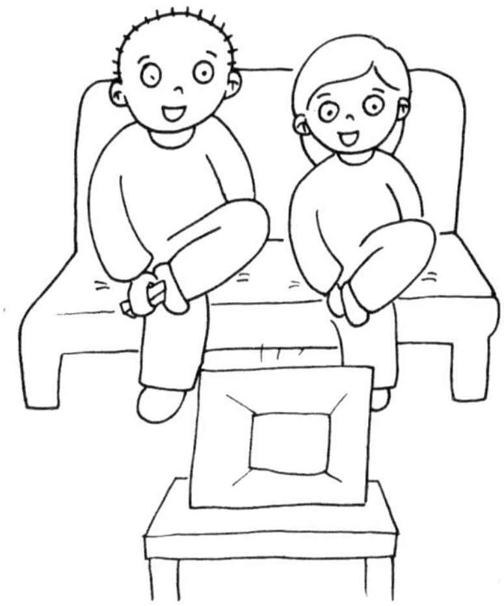

看电视的时候，最适合做足底按摩

肾最主要的生理功能就是藏精。精是什么呢？是肾所藏的“先天之精”和“后天之精”的总称。“先天之精”，就是禀受于父母的生殖之精，它是与生俱来的；“后天之精”，是来源于脾胃运化生成的水谷之精气，也就是我们平时摄入的营养。

精是生命之源，肾对精气具有封藏的作用。肾精伴随人的一生，表现在人生的每一个时刻。人的一生，生、长、壮、老、已，从无到有、从少到盛、从盛到衰，又从有到无的生命全过程，背后均受到一双无形的手——肾精的盛衰所主宰。

人从出生开始，肾精从少到多慢慢充盛，人体生长发育，生机旺盛，在七八岁时，即出现乳牙脱掉、新牙生出，头发亦逐渐茂盛等生理变化。

发育到十四五岁时，青春期开始，随着“天癸”（相当于性激素）物质达到一定的水平，生殖机能成熟，开始具备生殖能力。

青壮年时期，肾精旺盛并达到顶峰。所以身体健壮，筋骨坚强，精神饱满，肌肉强壮，牙齿坚固，头发黑亮。

中年以后步入老年，肾精开始递减，这样一个由多到少的过程，和肾中精气的逐渐衰减有关。这时候，人的形体也逐渐衰老，生殖机能开始衰退，渐渐出现头发斑白、牙齿松动、弯腰驼背、耳聋失聪、面憔无华等状况。

人体的生、长、壮、老、已这样一个过程，反映了肾精的逐渐变化。也就是说，肾精就像银行的钱，你存得越多，就越能长寿；你消耗得越多，就衰老得越快。所以，从养生的角度来讲，保住一分肾精，就留住一分生机。

我在这里教给大家一个非常简单的保养肾精的方法，宋代文学大师苏东坡就是用这个方法来保健延年的。大家都知道苏东坡很喜欢两只“脚”，一是猪脚，名扬海内外的东坡肘子就是他首创的。另外，他还特别喜欢按自己的脚，他常年坚持按摩脚底的涌泉穴，并对其功效大加赞赏，说“其效不甚觉，但积累至百余日，功用不可量……若信而行之，必有大益”。说明苏东坡很早就对足部按摩，尤其是肾经的涌泉穴按摩，有很深的了解。

现在也有很多人意识到了足部按摩的重要性，所以会有大大小小的足疗按摩中心遍布大街小巷。但这些地方价格昂贵不说，卫生隐患也很多，而且足疗师的水平也各不相同，并不适合所有的人。

最重要的是，足部按摩必须坚持效果才会明显，偶尔做一两次，很难说会有多大的效果。所以，我建议大家稍微准备一点工具和时间，自己在家做脚底按摩，卫生、经济、便捷，既省时又省钱。

先准备必要的工具：刮痧板（足疗棒）、刮痧油、足浴盆（最好选用木盆）、干毛巾。利用空闲的时间，最好在晚上睡觉前，先用温水泡脚 15 分钟左右，促进足部血液循环，使经络畅通。

然后擦干脚，在脚底抹上刮痧油，用刮痧板以涌泉穴为中心，先左脚后右脚进行刮拭，以有酸、麻、胀、痛的感觉为度，刮拭按摩的动作要均匀、流畅、有节奏。每次刮拭 10～20 分钟，着重在涌泉穴上点按。

如苏东坡所说，刚开始可能见不到太大的效果，但坚持一段时间下来，必然受益匪浅。很多人采纳了我的建议，坚持使用刮痧板进行足部按摩，都收到了很好的效果。

治肾三部曲：三步解决中医肾系病症的方案

一般情况下，中医肾系病症用刮痧、拔罐的方法在人体三个部位施术就可以了。因为肾与膀胱相表里，所以，肾的问题一般与膀胱同治。

第一步：背腧穴

以背部的肾腧为重点并在其附近刮痧、拔罐，肾腧在第二腰椎棘突下旁开 1.5 寸，是肾脏之气在背部的汇集处。

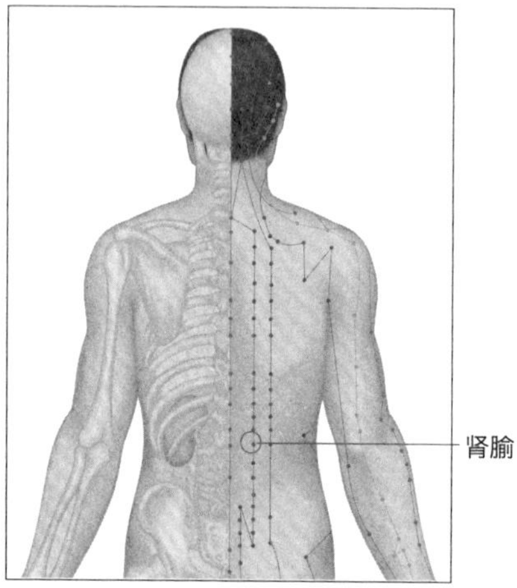

第二步：腹募穴

以京门穴为中心在胸胁部刮痧、拔罐（留罐）。因为胸腹部是脏腑藏身之处，所以刮痧的手法要轻。京门穴在第十二肋骨游离端下际，是肾脏之气在胸腹部的汇集处。

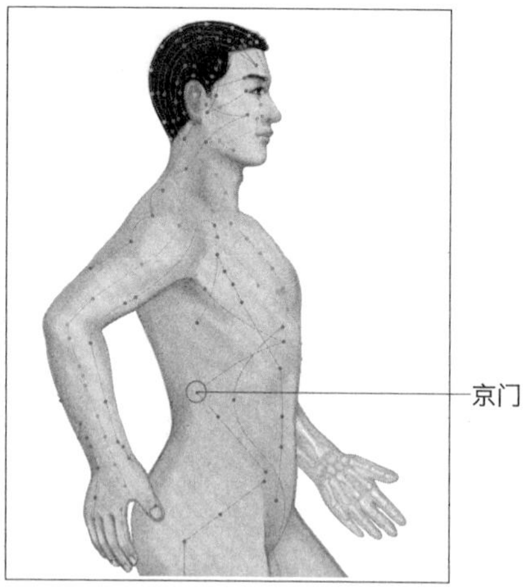

第三步：下肢肾经穴

刮拭足少阴肾经，重点刮拭小腿内侧的复溜穴至太溪穴这一段，点按涌泉穴。

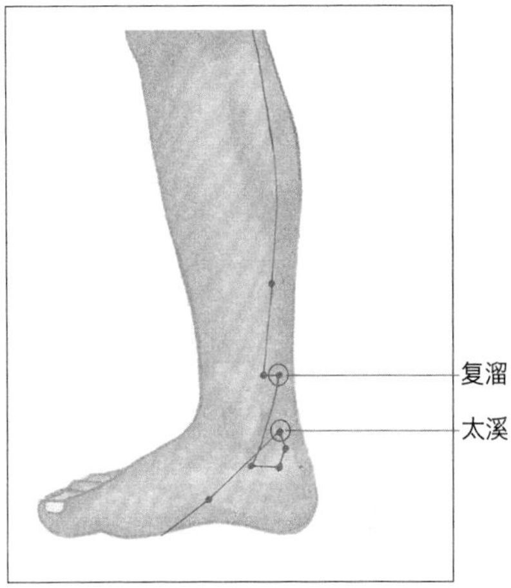

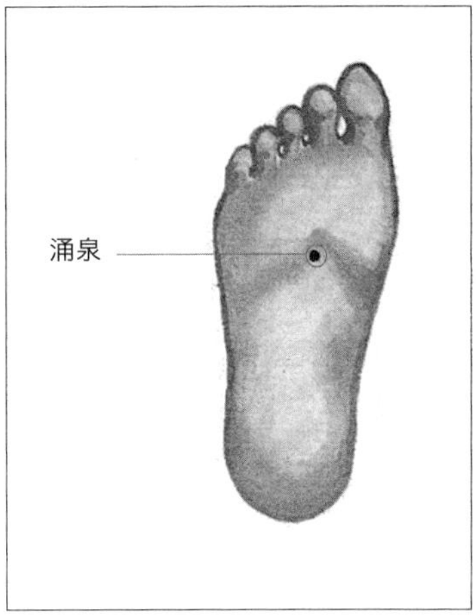

一般来说，中医用以上三步即可解决肾的问题。如果有些症状比较突出，就可以在以上三步外加一个或几个穴位（部位），以增强效果。

◆ 肾经主要穴位图

（主治腰痛、经行水肿、风寒感冒）

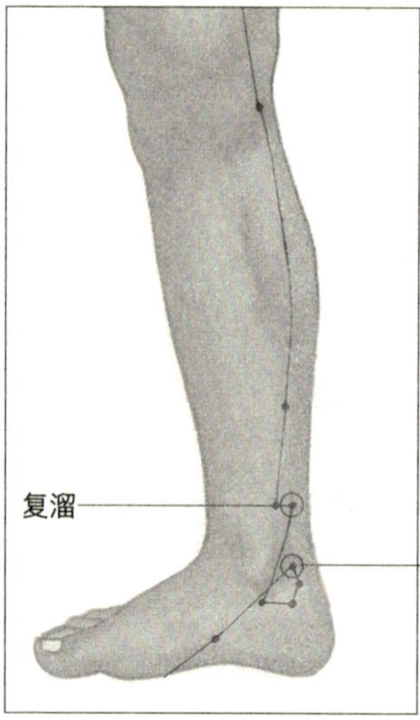

（主治前列腺增生、跟痛症、月经不调、哮喘等）

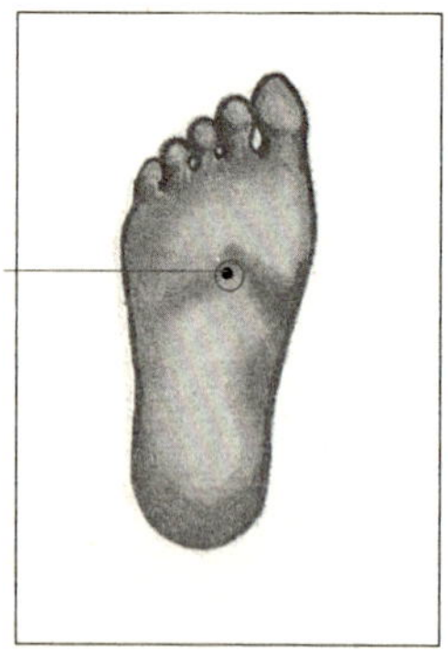

（治疗高血压、头痛、扁桃体炎、支气管炎、咽炎、口腔溃疡、咳嗽、心绞痛等）

肺是宰相：肺朝百脉推动血液运行

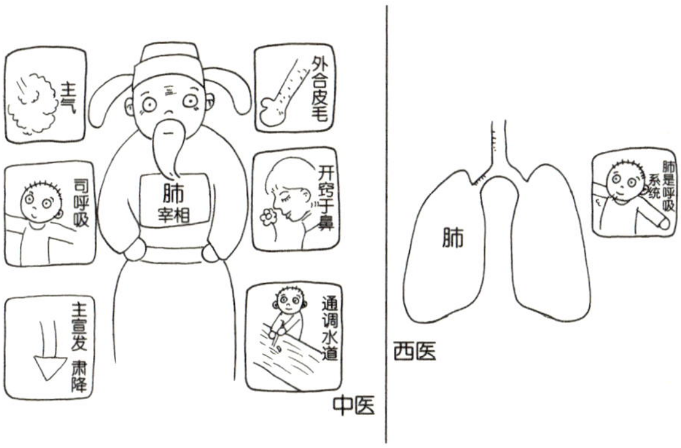

中医认为肺是宰相，西医认为肺管呼吸

西医说肺是呼吸系统中最重要的器官，位于胸腔内，膈肌上方纵隔的两侧分为左肺和右肺，包括支气管和在肺内的各级分支及大量的肺泡，是气体交换的场所。

而中医则认为，肺是人体的宰相。《黄帝内经》讲："肺者，相傅之官，治节出焉。""相傅"中的"相"就是宰相，"傅"就是辅助的意思。中医把肺比喻成辅佐君主的宰相，一人之下，万人之上。

肺的具体工作是“治节出焉”。“治节”就是治理、调节的意思。治理、调节什么呢？中医认为，气血在五脏六腑、四肢百骸的正常运行都要靠肺来调节和维持。肺主气而朝百脉，它有辅助君主治理和调节五脏气血的作用。

“主气、司呼吸”是肺最主要的工作。“主”“司”都是主管的意思。肺主气，包括两方面，即主呼吸之气和一身之气。肺主气、司呼吸的功能正常，则人的气道通畅，呼吸均匀调和。

《黄帝内经》中说“天气通于肺”。肺是人体内外气体交换的场所，有主管呼吸的作用，所以说肺主呼吸之气。人体通过肺吸入自然界的清气，呼出体内的浊气，这样吐故纳新，使体内外的气体不断得到交换。

肺主一身之气，是说肺主宗气。中医将人体的气分成多种，有元气、宗气、营气、卫气。这当中，肺主宗气。宗气是肺所吸入的清气和脾胃运化来的水谷之精气相结合而成的，聚集在人的胸中。

宗气的作用是什么呢？宗气的主要功能是推动肺的呼吸和心血的运行，以此温煦四肢百骸和维持它们正常的生理功能，所以说肺主一身之气。

如果肺气不足，肺主气、司呼吸的功能就会出现问题，不仅会引起肺呼吸功能的减弱，也会影响宗气的生成，出现呼吸无力、气短的症状，给人的感觉就是说话上气不接下气、声音低微、容易倦怠、全身无力等气虚的表现。

除了“主气，司呼吸”之外，肺还有主宣发、肃降，通调水道，外合皮毛，开窍于鼻等多种功能，每种功能出现问题，又会出现许多症状。如果我们把每一种症状都单独分析、处理，那就应了庄子那句话：以有限的生命和知识去追逐无限的变化。那样的话，不仅人会很累，而且这种追逐是无穷尽的。

现代人看似不相关的这些症状，在中医看来，都是肺出现了问题，解决之道就是调理中医肺的功能。所以，中医是教人如何将复杂问题简单化的学问，让人以不变应万变，执简驭繁。

为什么人的肺会出问题

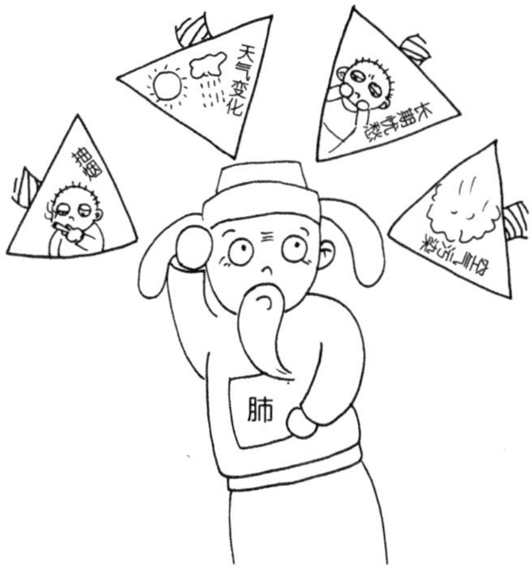

A. 天气变化

外界天气的变化，风、寒、暑、湿、燥、火等均可伤肺，最简单的道理，大家都知道的伤风、受寒等，人会出现咳嗽的症状。秋冬季节，气候干燥，最容易伤肺，所以要格外保养肺脏。

B. 情志原因

人的情绪上的变化也会伤肺，如长期忧愁、悲伤，都会影响或伤害肺。

C. 空气污染

环境因素，如空气的污染会导致我们吸进去的空气污浊不堪而伤害肺。

D. 抽烟

抽烟会伤肺几乎是尽人皆知的。现在的人往往喜欢吃辣味很重、刺激性很强的东西，这也会伤肺。

和呼吸有关的问题都不要忘了肺

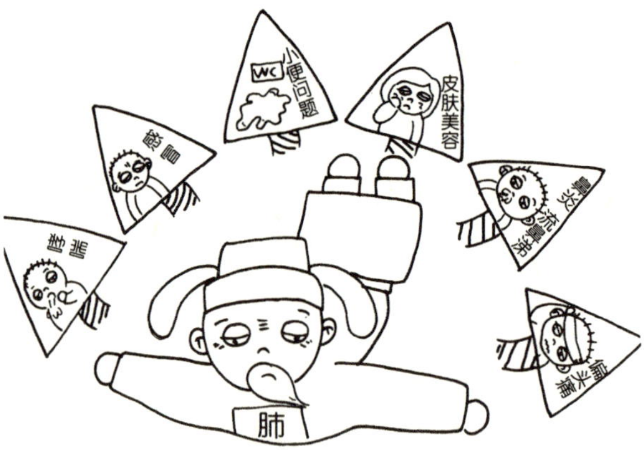

A. 哮喘：刮痧、拔罐打通呼吸的通道

1993 年下半年，我应邀到东南亚某国坐诊、讲学。我刚到不久，

相关的广告就已经出现在当地有名的中文报纸上了，每周五我们公司举办一次面对公众的免费健康讲座。

我记得很清楚，第一次讲座的主题是“哮喘病的中医防治”。东南亚华人很多，相信中医的人也比较多。可能是历史的原因，当地中医水平普遍不高，来听讲的人中有患者，有中医爱好者，有中医师、按摩师，还有不少人是专门从外地赶过来听讲的。离讲课时间还有一个小时，偌大一个会场，100 多个席位就已经座无虚席了。

因为听课的人很多，所以虽然有空调，但会场内还是有些闷热，空气也有点混浊。课讲到一半的时候，我正在黑板上写字，突然听到身后一片嘈杂，我回头一看，一位 50 岁左右的先生张口抬肩，头上大汗淋漓，一脸痛苦状，呼吸极度困难，手中拿着一瓶气雾剂正在喷，但好像没怎么缓解。

我赶快让人把他扶上讲台，先在他的胸前涂上润肤油，接着用刮痧板在他的胸前刮痧，他的胸前尤其是膻中穴处出现了很多紫黑的痧斑；然后，我在他的背部重点刮拭定喘穴、肺腧穴；接着在他的手内侧肺经上从尺泽穴刮拭至太渊穴。哮喘急性发作时手法应重、速度要快，不然很危险。刮拭完毕，患者呼吸随即恢复正常。

现场听课者被这一突然犯病和临时“表演”惊呆了，随后是长时间的掌声。哮喘患者非常激动，连连向我敬礼致谢，说我救了他一命。他向听课者现场介绍说他患哮喘三年多了，一直没有得到根治。每次发作的时候，他就用西药气雾剂缓解。今天赶来听课，忘了气雾瓶内药物所剩不多了。因为会场人多，空气又不好，所以发病了，幸亏遇到我，否则后果不堪设想。

膻中穴属任脉，为气之会穴，是宗气所聚之处。同时，它又是心包之募穴，有宽胸、降气、平喘的功效；定喘穴是经外奇穴，有舒经理气、止咳平喘的功效；肺腧穴为肺的背腧穴，属足太阳膀胱经，有宣肺气、清肺热、补虚的功效。在肺经上，从尺泽穴刮拭至太渊，有宽胸理气、止咳平喘的功效。这几个穴加一起，对气虚、气喘都有很好的疗效。

后来，我用刮痧加拔罐的方法给他治疗，除了以上几个部位和穴位之外，又在他的背部督脉刮痧，主要从大椎刮至腰阳关；在足太阳膀胱经上，从大杼到大肠腧一条线刮痧加走罐、留罐。治疗了六七次之后，他就基本痊愈了。

常言道："内科不治喘，外科不治癣，治了怕丢脸。"说明这两种病非常难治，但刮痧加拔罐治疗这两种病效果都不错。一直到半年后我回国，都没有听说他的哮喘复发过。

B. 感冒：病邪刚来，赶紧刮刮痧

肺"主宣发，外合皮毛"。什么是宣发?"宣发"是散布的意思。肺主宣发，就是说肺通过宣发作用，使人体中的卫气和津液散布全身体表，以温润皮肤。在生理上，肺与皮毛紧密关联，所以在病理上也常互相影响。如外邪侵袭，常由皮毛而犯肺，出现恶寒、发热、鼻塞、咳嗽，甚至气喘等肺气不宣的症候。

皮肤功能的好坏像一面镜子，反映着肺功能的盛衰。肺气虚弱，不能宣发卫气、津液于皮肤，会使皮肤憔悴、枯槁。如果皮肤功能减弱，外邪就很容易通过皮肤侵入人体，最常见的就是引起感冒。

所以，中医认为感冒是表征，外邪是通过体表侵犯人体的，中医讲：邪之来路，亦是邪之去路。常言道，敌人从哪儿来的，就把他送回到哪里去。

感冒用刮痧、拔罐的方法治疗，效果非常好。主要选择的部位和穴位有：胸部的膻中、颈部的风池、背部的肺腧、上肢部的肺经（尺泽至太渊穴一段）。尤其是感冒早期的时候，用刮痧、拔罐治疗，常常一次治愈，不用吃药。

C. 美容：要想皮肤好，先要从肺调

肺和皮肤相关联，可想而知，皮肤的美容问题也可通过肺来调治。很多人为了美容不惜血本。其实，世界上能用钱解决的问题都不是问题，也不是所有的问题都能用钱来解决的。美容就是如此，关键是找到适合自己的方法，方法对了，少花钱一样办好事。

我曾经治疗过一位刚过 40 岁的白领女士，她用了很多美容方法，但还是掩饰不了发暗的脸色和日渐增多的皱纹，大把的钞票往里扔，但收效甚微。

我为其诊断后，发现她主要的原因是肺气虚，用刮痧、拔罐的方法按治肺三部曲为她调理肺气。一段时间后，她的脸色就变得红润起来了，皱纹也明显减少。

D. 小便问题：肺为水之上源

有一次，一位学生从外地打电话来咨询，说他用刮痧、拔罐治疗一位小便不利的患者，施术部位为少腹部、腰骶部、足太阳膀胱经，但效果不明显。

我通过他了解了患者的情况之后，让他加用胸部的膻中、背部的肺腧以及手太阴肺经相关的穴位进行刮痧、拔罐治疗。

一周后学生就回信说效果好多了。

其实，治病最重要的是找到问题的关键所在。因为通过电话，我知道患者半年前曾患过肺气肿。肺居胸中，位于上焦，其气以清肃下降为顺，肺气顺则呼吸正常。肺的肃降功能，还影响着人体的水液代谢，可以使上焦的水液下输于膀胱，所以有“肺主行水”“肺为水之上源”的说法。

也就是说，小便的正常通利与肺的肃降功能有关。若肺失去清肃作用，则气无法下降，一方面可出现胸闷、咳嗽、喘息等肺气上逆的情况；另一方面则不能完成通调水道使水液下输膀胱的作用，会发生痰饮、小便不利、尿少、水肿等水液代谢障碍。

所以，治疗的时候，除了用膀胱经的穴位之外，也要加上肺经的一些穴位，通过调理肺来加强治疗效果。

E. 鼻塞流涕：鼻子是肺开向体外的窗口

肺开窍于鼻。鼻子是呼吸之气进出的门户，所以称“鼻为肺窍”。鼻的通气和嗅觉的功能主要依靠于肺气的作用。肺气调和，则呼吸顺畅，嗅觉灵敏。

同时，鼻子也是邪气侵犯肺脏的“门户”。尤其是温热的邪气，最容易通过口鼻来侵犯肺脏。

鼻子与肺的关系，在病理表现上也非常明显。如外邪袭肺，很容易出现鼻塞流涕、嗅觉不灵等症状；如热邪袭肺，则常见喘促、鼻翼扇动等症。

鼻与肺的关系如此密切，鼻子的相关问题当然应从肺来治，在背部的肺腧、胸部的膻中、手太阴肺经（尺泽至太渊穴）处刮痧、拔罐；同时，鼻部旁边的迎香穴也非常重要。

鼻炎或感冒时出现鼻塞流涕、嗅觉不灵等症状，可用刮痧板棱角在迎香穴处和足部鼻反射区点按，都有很好的效果。

F. 偏头痛：列缺穴的独门绝技

偏头痛是常见疾病，很难根治，很多人都是在痛的时候忍一忍就过了。其实，有一个特别简单的方法就是单取列缺穴，用刮痧板的厚棱角点按，效果很好。

有一年，我坐火车出差，对面坐着一位 30 岁左右的女士。她突然出现左侧偏头痛，痛得两眼不能睁开，表情非常痛苦，随身也没带药，不时自己用手敲打头部，痛得叫出声来。

出于医生的本能，我简单问了她几句。原来，她患偏头痛已有两年，平均十余天发作一次。给她号脉，脉象弦紧。因为是冬天，她穿得比较多，车又晃动，取其他部位都不太方便。我就单取双手的列缺穴，用刮痧板棱角点按，几分钟后她的疼痛便消失了。

治肺三部曲：三步解决中医肺系病症的方案

治疗肺系病症，一般用刮痧、拔罐的方法在人体三个部位施术就可以了。

第一步：背腧穴

以背部的肺腧为重点并在其附近刮痧、拔罐，肺腧在第三胸椎棘突下旁开 1.5 寸，是肺脏之气在背部的汇集处。

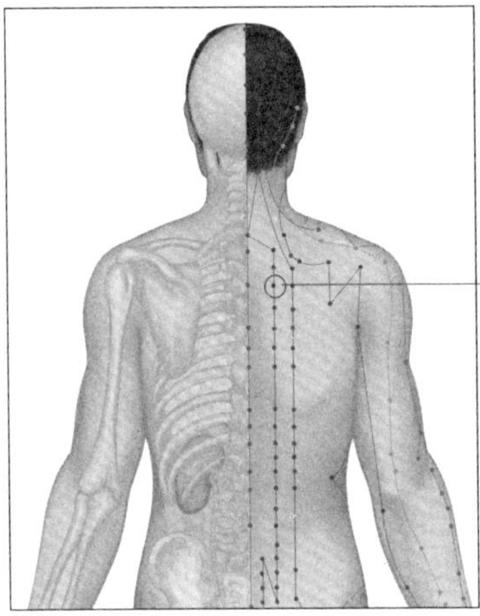

第二步：腹募穴

刮拭整个胸部，并以膻中、中府穴为重点在其附近刮痧、拔罐。膻中是八会穴中的气会，肺主气，肺有问题取气会。中府穴是肺脏之气在胸腹部汇集处。

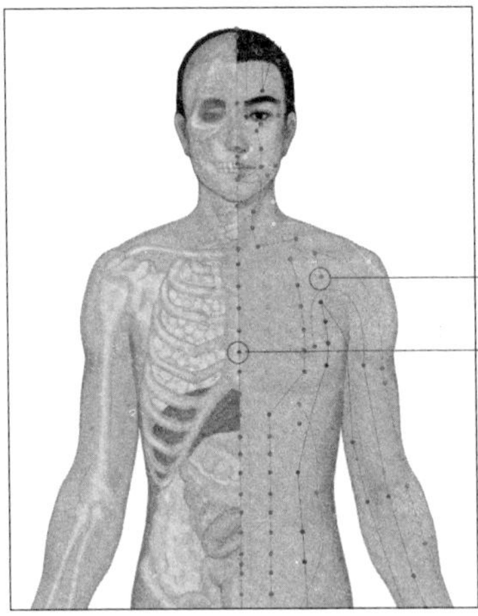

第三步：

刮拭手太阴肺经，即刮拭双臂内侧前缘肺经循行的部位，重点刮拭“尺泽→孔最→列缺→太渊”这段肺经。

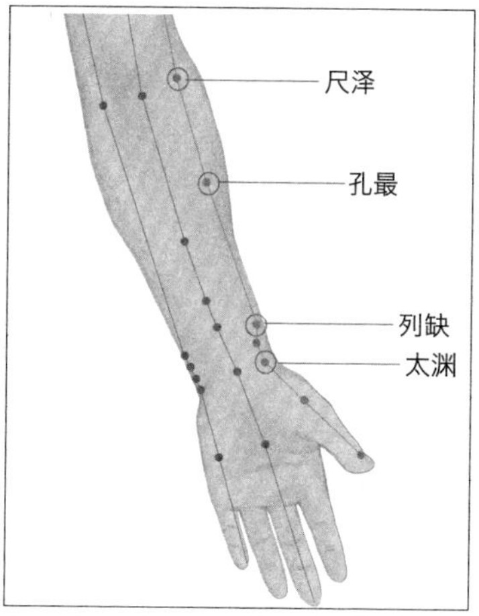

一般来说中医处理肺的问题，用以上三步即可解决。如果有些症状比较突出，就可以在以上三步外加一个或几个穴位（部位），以增强效果。比如：

情况 1：如果患者感冒发烧比较明显，可在以上三步基础上加用大椎穴，可刮痧、拔罐（留罐）、艾灸，以温通诸阳、解表发汗、祛风散寒。

情况 2：如果患者体虚，反复感冒比较明显，即除感冒外，还会有呼吸无力、语音低微、身倦无力等气虚不足的症状，可在以上三步基础上加用足三里穴，可刮痧、拔罐（留罐）、艾灸，以振奋中阳、疏通经络、健脾和胃及扶正祛邪。

情况 3：如果患者咳嗽，痰较多较明显，可在以上三步基础上加用天突（留罐）、丰隆穴。丰隆穴属足阳明胃经，中医认为肺为贮痰之器，胃是生痰之源。刮痧、拔罐（留罐）、艾灸丰隆穴，可以祛痰泄热、宣畅肺气。

情况 4：如果患者哮喘长时间不愈，稍微活动即发生哮喘，常常动作很大，抬肩、张口呼吸，气好像快接不上似的，甚至有 10 年、20 年的哮喘史。这样的情况，中医认为是肾虚哮喘。同时，肾也参与呼吸工作，“凡病久穷，必及肾”，也就是说，各种病拖的时间久了，都会累及肾。如果出现上述情况，可在以上三步基础上加用肾腧穴和中极穴，以补肾固本。

◆ 肺经主要穴位图

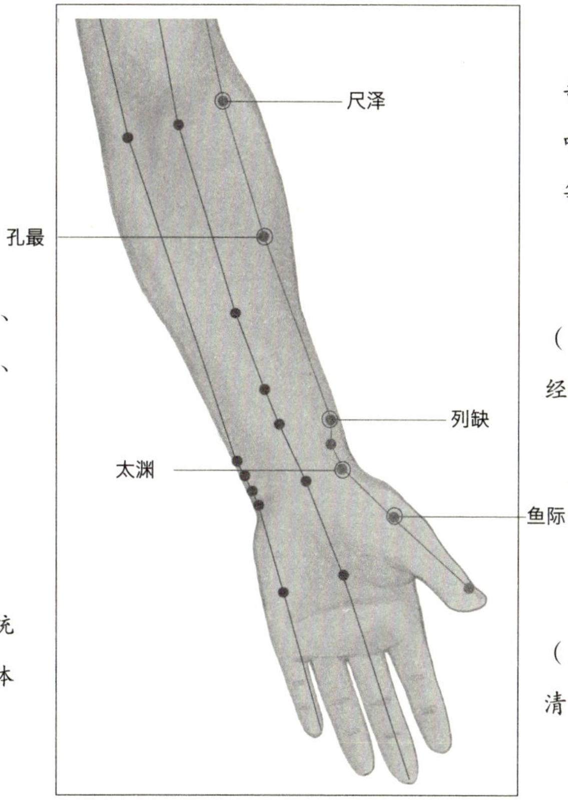

（主治喉部、胸部、肺部病变，如咳嗽、哮喘、咽喉肿痛、胸满、呕吐等）

（主治咳嗽、哮喘、失音、咽喉肿痛、头痛、痔疮）

（主治肺系病症和大肠经的病症、偏头痛）

（主治呼吸系统疾病，如扁桃体炎、肺炎等）

（主治咳嗽、哮喘，清胃热）

心是君主：全身血液运行的枢纽

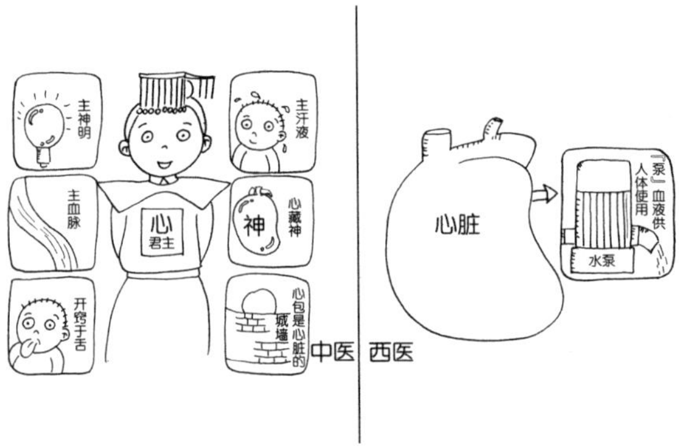

中医认为心是君主，西医认为心是“血泵”

西医说心就像“血泵”一样，把进入心脏的血液“泵”出去，供人体各组织器官使用。而中医则认为心像皇帝一样，日理万机，具有非常多的功能。

首先，心主神明。

神明，在西医看来是脑所主，这个问题长期以来处于纠结的状态。这里给大家讲两个故事。

故事 1：

据 2008 年《现代快报》报道：“移植自杀者心脏‘换心人’12 年后以手枪自尽。”事情的始末是这样的，1995 年，56 岁的格雷厄姆因为充血性心脏衰竭症接受了心脏移植手术。心脏捐赠者是一名 33 岁的南卡罗来纳州男子科特，当年饮弹自杀而亡。

1996 年年底，重获健康的格雷厄姆前往南卡罗来纳州，感谢心脏捐赠者的家人。不可思议的是，格雷厄姆见到科特遗孀谢丽尔的第一眼，就深深地爱上了她。格雷厄姆后来接受媒体采访时回忆说：“我感到好像认识了她好多年一样，我无法将我的眼睛从她身上移开，我目不转睛深情地凝视着她。”自此，格雷厄姆和谢丽尔开始了长期的交往。3 年后，他们组建了共同的家庭。

然而，令人做梦也没想到的是，2008 年 4 月 2 日，69 岁的格雷厄姆突然在自家后院的一座工棚内开枪自杀，死亡方式和心脏捐赠者科特一模一样。

故事 2：

有一位妇女因心脏病接受心脏移植，存活过来之后，生活习惯大为改变，本来不喝啤酒的她变得特别爱喝啤酒，本来不喜欢剧烈运动的她变得特别喜欢酒后骑摩托车。后来得知，向她提供心脏的是一位 20 多岁的小伙子，生前特别爱喝啤酒，因骑摩托车出车祸死亡。

以上两个故事告诉我们，心与神志是有联系的，这一点现代科学研究可能才刚刚开始。

中医认为心最主要的权力就是主神明。《黄帝内经》讲："心者，君主之官，神明出焉。"中医认为，在十二脏腑中，心是君主，九五之尊，高高在上。心统领五脏六腑，人体全身四肢百骸都受神明的影响和指挥。

"神"，指心所主的神志，也就是人的精神、思维活动。中医认为人的思维活动与五脏都有关联，而主要与心有关。而气血是神志活动的主要物质基础，心的气血充盈，则神志清晰，思维敏捷，精力充沛。若心血不足，心藏神就会出问题，导致心神的病变，出现失眠、多梦、健忘、神志不宁等症。如果血热扰心，还可出现谵妄、昏迷、不省人事等症状。

其次，心主血脉。

心脏有推动血液在脉管内运行的作用。心气旺盛，血脉充盈，则人的脉搏和缓有力，面色会显得红润而有光泽，也就是中医说的"其华在面"。

如果心主血脉的功能出现问题，会出现心悸心慌、心痛、胸闷气短等症。心"其华在面"，若心气不足，心血亏少，则可见脉虚或细弱，面色亦会变得白而无华。所以，可以通过面色分析心气状况如何。

最后，心包是心脏的城墙。

心包又称心包络，是心脏的外围，有保护心脏的作用。如果邪气犯心，常先侵犯心包。实际上，心包受邪所出现的病症与心是一致的，如温邪内陷，出现神昏、谵语等心神的症状，称为"热入心包"。在治疗心血管病症时，常心经和心包经穴位同用。

可以看出，中医的心功能是非常强大的。不仅仅是生理疾病，一些精神上的问题，如失眠、多梦、健忘、神志不宁等西医认为的精神范畴的疾病，中医看来都和心相关。

心开窍于舌：舌是心的形象大使

心经的别络上行于舌，因而心的气血上通于舌，所以心的生理功能、病理变化都会影响到舌，所以中医有“心开窍于舌”与“舌为心之苗”的说法。

心如果出现问题，会反映到舌头上。如心血不足，会出现舌质淡白；心火上炎，则舌尖红或舌体糜烂；心血瘀阻，则舌质紫黯或出现瘀点、瘀斑；热入心包或痰迷心窍，则见舌强语謇（说话吐字不清）。

为什么人的心会出问题

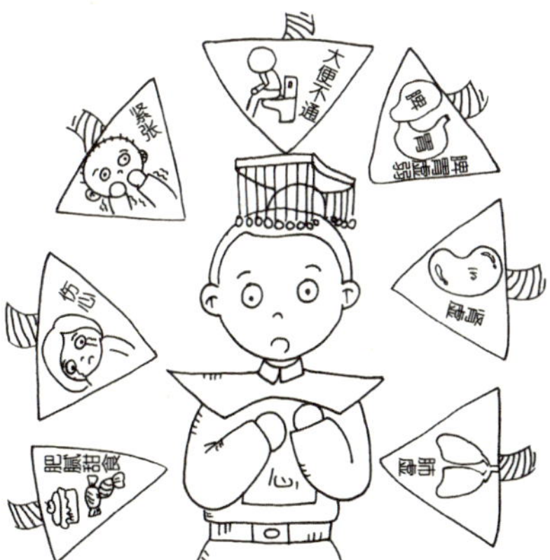

心的功能很多，管的事也多，相应地，受到的伤害也多。导致心出问题的原因有：

A. 肥腻甜食

恣食肥甘是说人喜欢吃肥腻甜食，用现在更时髦的话说就是高脂肪、高蛋白质、高糖的食物吃得太多，这样会引起心出问题。

B. 情志因素

情绪波动过极都会伤心。中医讲喜伤心，有人一定会问：喜不是高兴吗，怎么会伤心呢？这里讲的“喜伤心”的“喜”是太过欢喜的意思，喜过了头就会伤心了。

C. 生活习惯

现代人生活节奏加快，人长期处于紧张状态，生活不规律，睡眠减少等，都会引起心出问题。

D. 大便不通

心脏有问题的人如果大便不通，一定别忘了通大便，这点很重要。因为心与小肠相表里，中医讲六腑以通为用，大便不通属于中医说的“腑实症”，大便不通可使腑气上冲，可使人惶恐不安，即出现心悸（自己老感觉心慌、心跳）。

E. 脾胃虚弱

很多心脏有问题的人，饭后会感觉全身无力、大脑缺血、犯困，更有甚者会出现晕倒、休克等危险症状。为什么会出现这种情况呢？

中医认为心属火，脾胃属土。火生土，即火为母，土为子。人如果吃得太饱，脾胃功能又不足，为了消化这些食物，气血不够用。这时候怎么办呢？脾胃就会向其他脏腑“借用”气血来工作。

心火与脾土是母子关系，当然会被列为第一“借用”对象。正常情况下，“借”点就“借”点了，没关系。但是，如果心脏有问题，本来气血就虚，再被脾胃“借”去，心脏就容易缺血，引起心脏病发作。所以，心脏有问题的人，平时吃饭不宜过饱，可以采取少食多餐的方式。

F. 肾虚

中医认为，心在上焦，心阳应该下降于肾，以温暖肾水；肾水应该上济于心，以养心火。心肾相交，则水火相济，阴阳平衡。这样，人就可以保持一个健康状态。

如果肾水不足，无力上济于心，就可导致心火独亢；若心火独亢，不能下降以温暖肾水，就会致肾阳虚弱。心火与肾水之间失去协调既济的关系，从而导致心肾不交。

具体表现症状有：心悸（自己感觉心慌、心跳）、心烦、失眠（睡着就做梦，心火独亢者容易梦见自己在天上飞；肾阳虚弱者容易梦见自己掉进水里）。

同时还会出现肾阳虚的症状，如腰膝酸软、发凉（肾虚水凝），头晕耳鸣（肾主骨生髓，开窍于耳），潮热盗汗、梦中遗精（肾阴虚加心阳亢）等。

G. 肺虚

肺主气，心主血脉。气为血之帅，血为气之母。气是推动血液运行的动力，若肺气虚弱，血行缓慢甚或瘀滞，则可出现胸口憋闷，口唇青紫（心开窍于口唇），舌有瘀斑；血液运行无力，会出现心悸（自己感觉心慌、心跳）等症。

心的问题都是危及生命的大问题

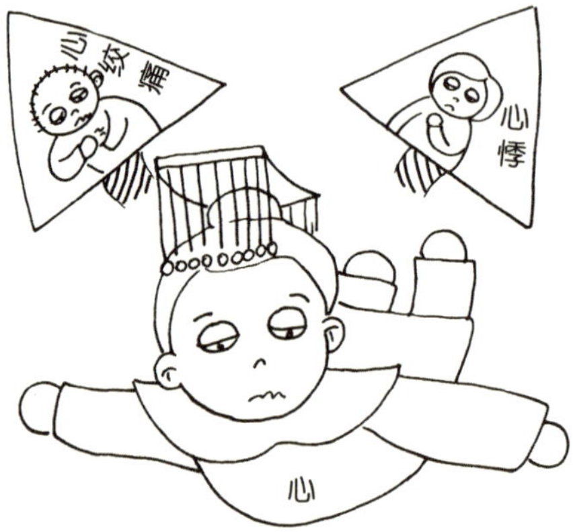

A. 心绞痛：疾病突发，刮痧能当救急药

上文说过，1993 年，我应邀去东南亚某国坐诊、讲学。自从第一次主讲“哮喘病的中医防治”主题讲座后，每天来找我看病的患者络绎不绝。这当中，也有不少中医爱好者和当地的中医师，在诊疗和互动的过程中，很多都成了我的朋友。

老薛就是其中一个，他是当地一家大公司的老总，人非常随和，衣着也很朴素，可谓真人不露相。老薛很喜欢中国文化，尤其是中医，对此非常痴迷，我的课他基本每场必到。

有一次深更半夜，他的肩周炎发作，疼痛难忍，无法入睡。凌晨 1 点钟给我打电话，请我出诊救急。老薛的司机把我接到他家，我用刮痧、拔罐的方法给他治疗，大概过了半个小时，他的疼痛就完全消失，活动自如了，这使他对中医更加信服了。

为了表示感谢，有一天，他请我去当地一家非常高档的娱乐中心玩。我们玩得很开心，深更半夜才回家。老薛又开车又当“导游”，非常辛苦。

到了酒店，我让他先去洗澡，好早点休息。我坐在沙发上看了一会儿电视，突然听到卫生间里一声闷响，应该是摔倒的声音。我快步跑进去，只见老薛摔倒在地，右手紧按左胸，脸色苍白、口唇发紫、双手发凉。我问他随身有没有带硝酸甘油、速效救心丸之类的药，他摇头。

我赶紧拿出随身带着的刮痧板，顺手拿了卫生间的一瓶擦手油（救急没有刮痧油，用其他润肤油均可，如果什么润肤油都没有，用水也可以），涂抹在老薛的胸部，在胸部正中线，从上向下刮，两侧从里向外刮，胸部被刮出紫黑痧斑一片。

然后刮双手内侧心经和心包经，从心包经的曲泽穴刮至大陵穴；从心经的少海穴刮至神门穴，重点在曲泽穴、内关穴、灵道穴刮拭，内关穴加双侧手指点按；在背部刮督脉，从神道到至阳穴、心腧穴到膈腧穴处刮拭，心腧穴附近出了一大片紫黑的痧斑，皮下有一大块硬节，迅速用刮痧板的厚边将其揉开；最后，再用刮痧板厚边棱角点按头顶的百会穴，升其阳气以助心阳，点按足三里穴以补中气，同时按涌泉穴以补肾固脱。

治疗结束后，我把他扶上床，他面色好转，口唇转红，双手也转暖，心绞痛基本消失。

我问他要不要去医院，他执意不去。我第一次去那个地方，情况不熟悉，只好告诉他，如感觉不好，还是去医院。半小时以后，他说胸前区疼痛完全消失，恢复正常。我给他号脉，已经恢复正常。

我第二天一觉醒来天已经大亮了，赶紧去看老薛，发现老薛已不在床上，不知去哪儿了。“是不是昨晚又不舒服，不好意思打扰我，自己去医院了？”我正在想的时候，老薛笑呵呵地回来了，说早晨起来后感觉很好，就到花园去转了转。看着老薛笑容满面、活力百倍的样子，昨晚那一幕好像在梦中一样。

不过，这里还是要强调一点，冠心病、心绞痛发作的病人如果身边有硝酸甘油等药物应及时使用，有条件的应及时就近送医院观察。

B. 冠心病：心脏问题刮痧可救急

有一年出国旅游，返程前夕，同团一位40岁左右的女游客突然左胸出现阵发性压迫样绞痛，自觉心悸较重，面色苍白，手发凉。导游赶紧叫来救护车，救护大夫商量后，决定送患者到当地医院做进一步检查。作为团里唯一的大夫，我也跟随去了。心电图检查结果出来，医生诊断为冠心病心绞痛，医院建议留院观察。

在国外住院，费用、语言都是难题。不住院吧，第二天就要回国，长途飞行会不会有问题？患者及家属一筹莫展，左右为难。

我看他们犹豫不决，觉得这不是办法，就决定自己出手。在观察室里，我用刮痧板厚棱角点按患者内关穴一侧10分钟，当点按到另一侧10分钟后，患者打了个嗝，长出一口气，一下觉得心里通了，心悸缓解。

大概又过了10分钟，患者感觉心悸及心绞痛完全消失，坚持不在当地住院，一路平安回国。

C. 心悸：心包经和心经是心脏的保护伞

我曾经遇到过一位50多岁的农村妇女，因为走夜路突然蹿出一条狗把她给吓着了。之后她就开始出现心悸的症状，精神恍惚，冒虚汗。

家属带她来找我，我用刮痧板刮拭心包经和心经，心包经从内关刮至大陵，心经从灵道刮至神门。然后，教她的家属每天做保健刮。5 天后，症状消失，恢复正常。

治心三部曲：三步解决中医心（心包）系病症的方案

一般情况下，中医治疗心（心包）系病症，用刮痧、拔罐的方法在人体三个部位施术就可以了。

一般来说，中医处理心的问题，用以上三步即可解决。如果有些症

第一步：背腧穴

以背部的厥阴腧、心腧为重点并在其附近刮痧、拔罐。厥阴腧是心包在背后的腧穴，在第四胸椎棘突下旁开 1.5 寸，是心包之气在背部的汇集处。心腧是心在背部的腧穴，在第五胸椎棘突下旁开 1.5 寸，是心之气在背部的汇集处。

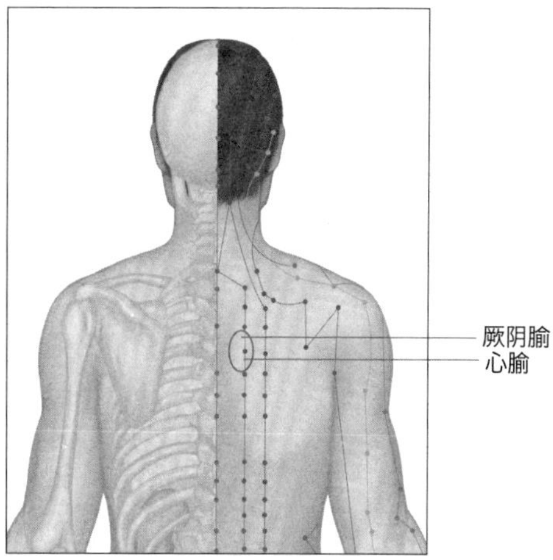

第二步：腹募穴

刮拭整个胸部，并以膻中穴、巨阙穴为中心拔罐（留罐）。巨阙穴是心之募穴，膻中穴是心包之募穴，是心脏之气和心包之气在胸腹部的汇集处。

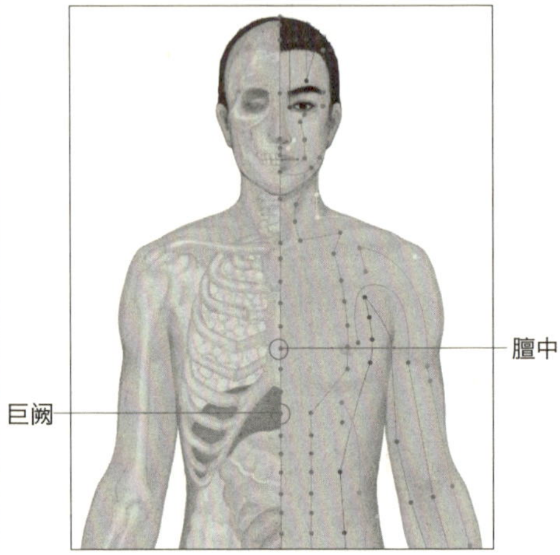

第三步：手臂

刮拭双手内侧中线的心包经和后缘的心经。心包经重点刮拭“内关→大陵”这一段；心经重点刮拭“灵道→通里→阴郄→神门”这一段。重点在内关穴上点按和留罐。

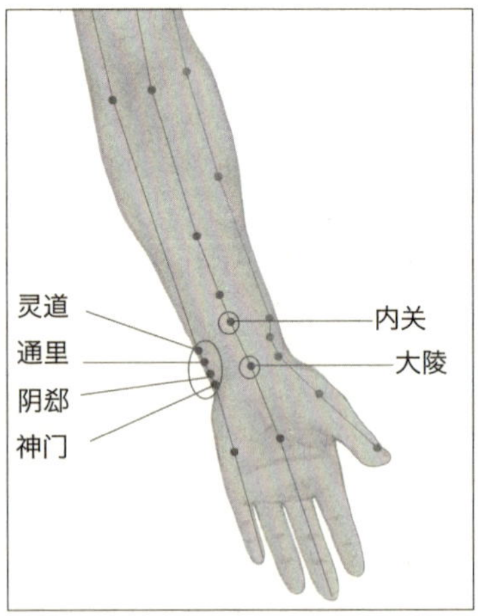

状比较突出，就可以在以上三步外加一个或几个穴位（部位），以增强效果。比如：

情况 1：如心悸又大便不通的患者，可在“治心三部曲”基础上加用腰骶部的大肠腧、小肠腧（刮痧、走罐），腹部的天枢（留罐）、关元（留罐），腿部的上巨虚（刮痧、留罐）。在以上穴位刮痧、拔罐可以疏通腑气，腑气通则大便自然通畅，邪热除，心悸自然消失，大便通可起到釜底抽薪的作用。

情况 2：遇到饭后犯困、饥饿容易心慌的心脏病患者，一定要健脾和胃，补益中气。可在“治心三部曲”基础上加用脾腧、足三里穴，进行刮痧、拔罐。

情况 3：伴有肾虚症状的患者，可在“治心三部曲”基础上加用肾腧（刮痧、拔罐）、关元（留罐）、太溪（刮痧、拔罐）、涌泉（点按）。

情况 4：伴有肺气虚弱，如气短、少气、全身乏力、自汗（白天老爱出汗，稍一活动更甚）等。可在“治心三部曲”的基础上加用肺腧、中府、尺泽、孔最，均可刮痧、拔罐。

◆ 心经和心包经主要穴位图

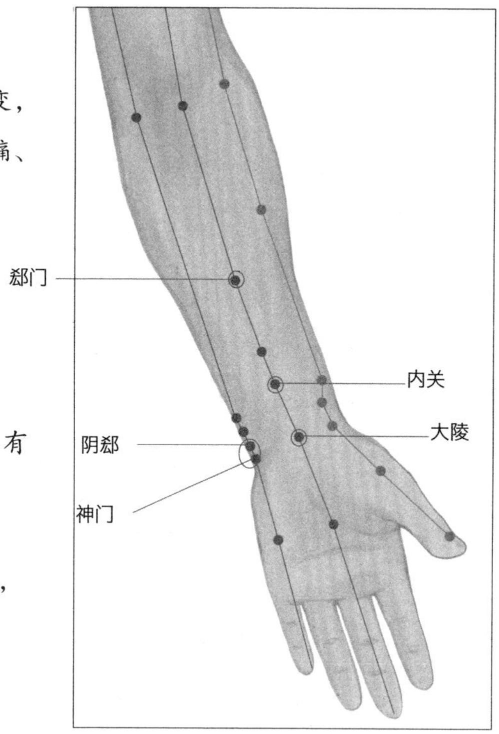

（主治心相关病变，如心悸，以及胆绞痛、乳腺炎等）

（主治心胸疾病，如心肌梗死、心律失常、冠心病、风湿性心脏病，以及呃逆、呕吐、胸胁胀满等）

（治疗高血压的有效穴位）

（主治失眠、多梦、健忘、神志不宁等症，尤其对顽固性失眠效果颇佳）

（主治心相关病变，如心悸、失眠等）

■ 刮痧、拔罐有哪些禁忌

1. 孕妇的腹部、腰骶部，妇女的乳头禁刮。

2. 有出血倾向的疾病如白血病、严重血小板减少等禁刮。

3. 皮肤高度过敏，皮肤病如皮肤上有破损溃疡、疮头，新鲜或未愈合的伤口，或外伤骨折处禁刮。

4. 患有重度的心脏病出现心力衰竭者，肾脏病出现肾功能衰竭者，严重糖尿病病人、肝硬化和肝腹水患者的腹部，全身重度浮肿者，禁刮。

5. 小儿头部卤门未合时，头颈部禁刮。

6. 醉酒、过饥、过饱、过渴、过度疲劳者禁刮，以免出现晕刮现象。

7. 眼睛、耳孔、鼻孔、舌、口唇五官处，前后二阴、肚脐（神阙穴）处禁刮。

8. 大血管在体表明显处禁刮，可用棱角避开血管用点按等轻手法。下肢静脉曲张、下肢浮肿的患者，可用刮痧板厚边轻手法刮拭，方向应从下向上。

9. 久病年老、极度虚弱、严重消瘦者须慎用刮法（或只能用刮痧板厚边，轻手法保健刮拭）。

10. 对尿潴留患者的小腹部慎用刮痧之泻刮或平补平泻之手法，以轻力揉、按、推等手法为宜。

第四章

六腑主泻，气血有序疾病灭

从功能分析来看，脾胃除了存储的作用之外，还有加工以及运输的功能。也就是说，脾胃同时兼有仓储、加工以及物流三个行业的功能，这三者协调配合，脾胃功能才算得到充分的发挥。

胃是仓储：主管营养的组织与运输

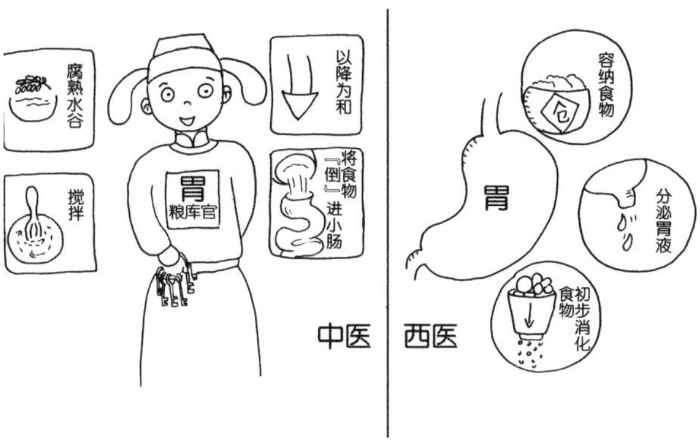

中医认为胃是仓储加物流，西医认为胃管消化

胃位于腹上区、脐区和左季肋区，上接食管，下连十二指肠，是消化管中最膨大的部分，具有容纳食物、分泌胃液和初步消化食物的功能。胃液由胃酸、胃蛋白酶原、黏液和碳酸氢盐等组成。

胃酸的主要工作是杀灭随食物进入胃内的细菌，胃酸进入小肠后可促进胰液、胆汁和小肠液的分泌；胃蛋白酶原在胃酸的作用下转化为胃蛋白酶，胃蛋白酶可将蛋白质“剁碎”以便于吸收；黏液和碳酸氢盐联合形成一道屏障，以保护胃黏膜。成人胃的容量约为 1500 毫升。

《黄帝内经》讲："脾胃者，仓廪之官，五味出焉。"古人说"存谷者为仓，存米者为廪"。也就是说，仓廪是存粮食的库房，而脾胃就是管仓廪的官，相当于现在的仓储业。不过，从功能分析来看，脾胃除了有存储的作用之外，还有加工以及运输的功能。也就是说，脾胃同时兼有仓储、加工以及物流三个行业的功能，这三者协调配合，脾胃功能才算得到了充分的发挥。

从这个角度来看，胃有点类似于军队中的后勤部长，主管粮草的组织、仓储、加工以及运输调配，将所有的粮食安排好了供部队使用，所谓"兵马未动，粮草先行"。对人体来说，粮食之重要性无与伦比，所以脾胃有"后天之本"的美称。

这样说，可能还不好理解。这里给大家具体讲一下胃的两大功能：

①胃主受纳，腐熟水谷。"受纳"，就是接受和容纳的意思。腐熟，是指食物已经进入胃，胃经过初步消化之后形成食糜。胃好似一个容器，把经过牙齿切碎处理的食物盛装起来，再在食物中加点添加剂如胃酸等，进行搅拌。就好像我们拿个大容器拌沙拉，处理完后放置一会儿，等待下传。

由于脾胃具有消化食物、摄取水谷精微以营养全身的作用，所以中医称脾胃为"气血生化之源"。《黄帝内经》说："胃者，五脏六腑之海也。"也就是说，人体五脏六腑的营养都要靠胃来供给。

②胃主通降，以降为和。胃为"水谷之海"，将经过初步处理的食物混合物，一起"倒"进小肠，等小肠去发现能够营养全身的"宝贝"。

中医将这种"下倒"功能称为"通降"作用，其功能还包括了小肠将食物残渣下输于大肠，以及大肠将糟粕排出体外的功能在内，即整个消化道的畅通都与胃的“通降”作用有关。

胃的主要生理功能是受纳与腐熟水谷，以通降为顺。如受纳饮食方面出现问题，可出现没有食欲、恶心、呕吐、呃逆（打嗝）等症；如腐熟饮食方面出现问题，可出现嗳气酸腐；如通降出现问题，可出现口臭、胃脘及腹部胀满疼痛、大便秘结不通等病症。

为什么人的胃会出问题

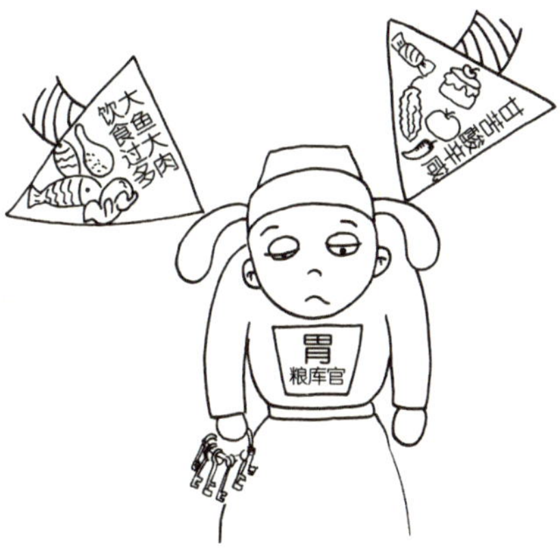

胃病是现代人最常见的疾病，那么为什么胃病这么高发呢？这和现代人过于喜欢美食有关。生活中，很多人吃饭是无肉不香。其实，大鱼大肉与人的消化道很不“匹配”。人的消化道对于高能量的食物难以消化，天天吃大鱼大肉，难免会加重消化器官的负担。就好像平时只能拉100千克东西的马，你成天让它拉200千克的东西，能不出问题吗？

胃承受不了，运转出现问题，大量的营养物——津液就会堆积起来，变成中医所说的“痰浊”。“痰”为百病之源，痰浊过多会引发多种怪病。而且，痰浊还会进一步影响胃的功能，导致胃功能的弱化。

胃不好，人体就失去了供养之源

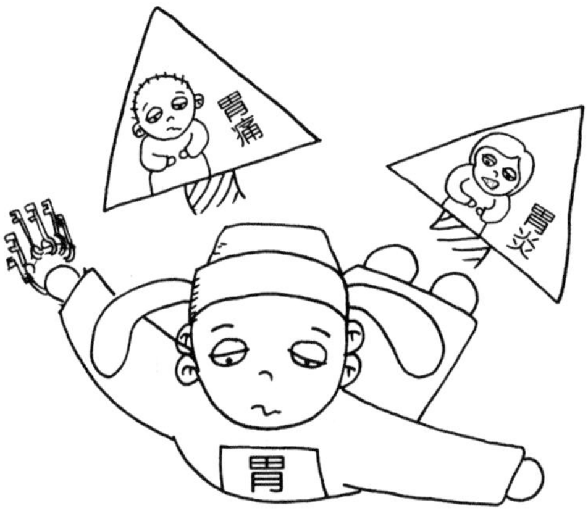

1991年12月初，我第一次出国，坐国际列车从北京出发，经过边境城市出境，横跨一望无际、白雪茫茫的西伯利亚，坐了6天6夜的火车，终于到了目的地，暂住在当地一位开宾馆的朋友家里。

平安夜，朋友请他在当地的几位朋友到自己的宾馆吃中国菜，我也在其中。当地人生性豪爽，尤其喜好杯中物，每日不能少。中国菜和二锅头对他们而言，是平日不可多得的美食。

我朋友的酒量也非常不错，与当地的客人不相上下。适逢佳节，大家很高兴，都说要尽兴而归。我也喝得有些飘飘然，趁着空当，悄悄溜回房间休息去了。没多久，就倒在床上睡着了。

晚上 12 点多，厨师急匆匆地跑到我的房间把我推醒，说："我们老板胃疼得不行了，手边没有药，王大夫，你赶紧去看看。"

我和厨师以最快的速度到了朋友的卧室，只见李经理蜷缩在沙发上，一只手按住胃部，表情非常痛苦。

我赶快用刮痧板刮拭他背部的脾腧和胃腧穴，刚刮了几下，就出现了一片黑紫的痧斑，皮下有一块大硬节，压痛非常明显，随后在此处留罐。然后在腹部的鸠尾、中脘穴留罐，鸠尾在胃的上部、中脘在胃的中部，都是治疗脾胃病的要穴，在这两处留罐具有和胃降逆、理气调中的功效。最后在腿部的伏兔、足三里穴刮痧。伏兔、足三里穴是足阳明胃经治疗脾胃病症的要穴，治疗胃脘疼痛有很好的效果。这两个穴位刮痧时都有明显的痛感，刮痧完了再留罐。

过了 20 分钟，起罐之后，朋友的疼痛就完全消失了。刚才还痛苦万分，转眼就平安无事了，他有点像在做梦似的，直呼不可思议，说这事如果不是发生在自己身上，他是不会相信中医有这么神奇的。原来，他胃痛的老毛病还是 20 多年前在东北下乡时留下的，痛起来根本没法治，吃药都要疼好长时间，难受的感觉最少持续一周。今天没有吃药，在这么短的时间就好了，太出乎他的意料了。

朋友很高兴，似乎忘了 20 分钟前他还痛得死去活来的，还想喝酒。我坚决制止了。这以后，朋友更是把我敬若上宾，在他的宾馆待了一个多月。这期间，我又把他 20 多年的老腰痛治好了。

这让他大为感叹，说自己在国内没找中医治过病，几十年的老毛病在异国他乡被中医治好了，这不知道算不算一段奇缘！

治胃三部曲：三步解决中医胃系病症的方案

一般情况下，胃系病症用刮痧、拔罐的方法在人体三个部位施术就可以了。因为脾胃相表里，所以中医治疗胃病时常脾胃同治。

第一步：背腧穴

以背部的胃腧为重点并在其附近刮痧、拔罐，胃腧穴是胃之气汇集在背部的腧穴。

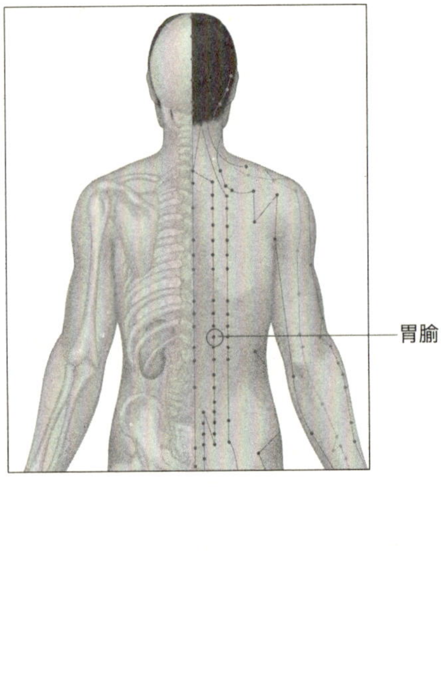

第二步：腹募穴

刮拭腹部中脘穴，中脘穴是胃之气汇集在胸腹部的腧穴。

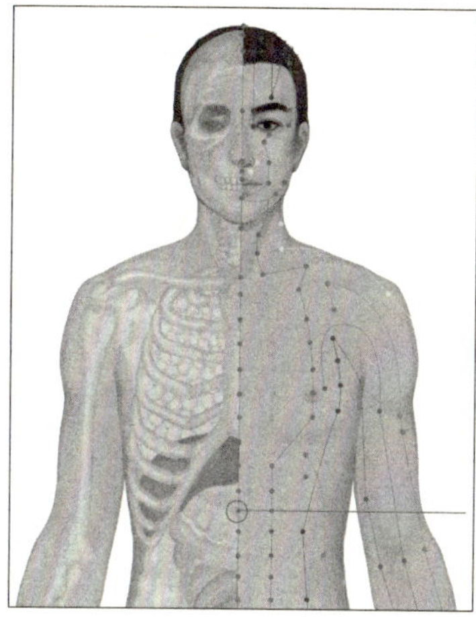

第三步：下肢足阳明胃经

刮拭腿部前外侧这一段足阳明胃经，重点刮拭足三里，足三里可点按和留罐。

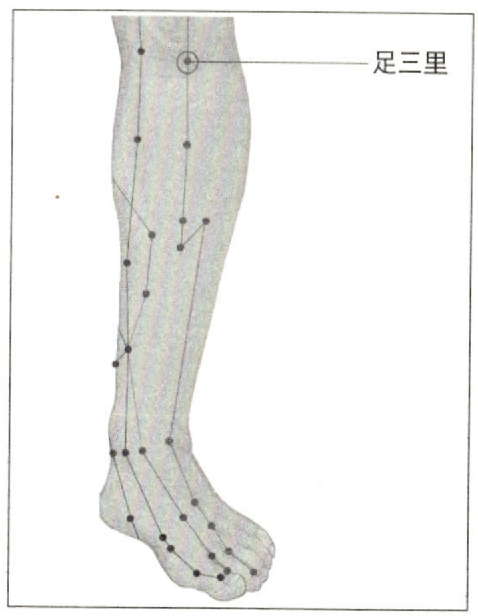

一般来说，中医用以上三步即可解决胃的问题。如果有些症状比较突出，就可以在以上三步外加一个或几个穴位（部位），以增强效果。

◆ 胃经主要穴位图

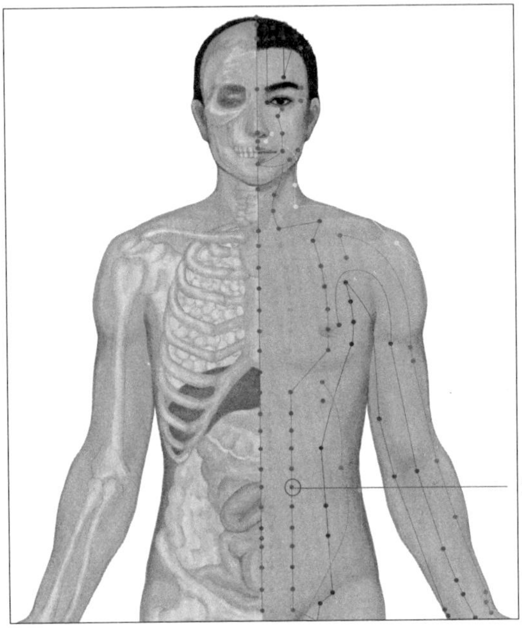

（主治胃肠诸病症如腹泻、便秘等）

天枢

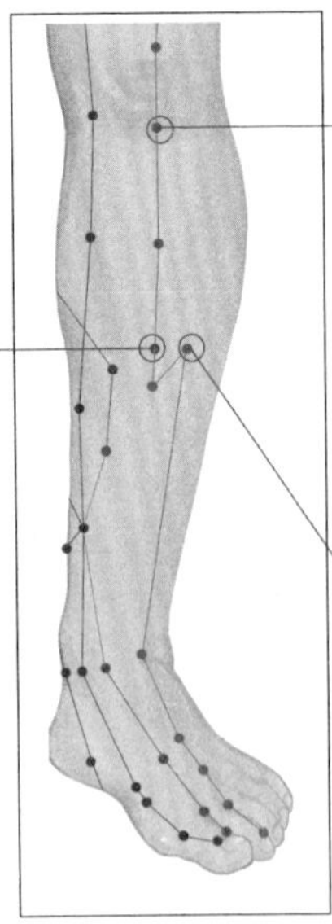

足三里

（对腹胀、腹泻、呕吐、胃肠痉挛以及血压、心律、血管舒缩有良好的双向调节作用）

条口

（放松肩部肌肉，缓解肩部疼痛，治疗肩周炎）

丰隆

（祛痰，降血脂，治疗高脂血症）

小肠是服务生：去粗取精巧安排

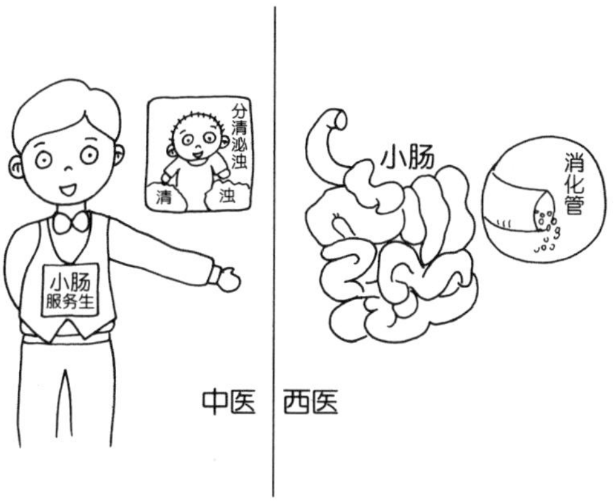

中医认为小肠分清泌浊，西医认为小肠管吸收

在西医看来，小肠是消化管中最长和最弯曲的管道，上起于胃幽门，盘绕在腹腔中央及腹下区，下连于盲肠，可分为十二指肠、空肠和回肠，成人全长5~7米。小肠内黏膜具有环形皱褶，并拥有大量的绒毛和微绒毛，这使得小肠具有巨大的吸收面积，它的吸收面积大约是与它同样长短的普通木桶面积的600倍，能达到200平方米。

小肠是人体消化吸收最重要的部分，食物在小肠内正常情况下停留3～8小时，有充足的时间和空间供肌体吸收。在这里，食糜主要受到胰液、胆汁的化学性消化和小肠运动的机械性消化。食物经过小肠后，许多营养物质（糖类、蛋白质和脂肪）都在十二指肠、空肠中被吸收，到回肠时消化过程就基本完成了，残渣进入大肠。同时，小肠还要分泌小肠液，小肠液是一种弱碱性的液体，主要作用是保护十二指肠上皮不被胃酸伤害。

中医向来喜欢用打比方的方法来表达意思。在中医看来，小肠就像饭馆中的服务生一样，把丰盛的饭菜递给顾客，再把残羹剩饭收拾回来。

《黄帝内经》说："小肠者，受盛之官，化物出焉。""受盛"，也就是接受或以器盛物的意思。"化物"，具有变化、消化、化生的意思。

小肠像盘子一样，接受来自胃初步消化的食物，使之有相当长时间的停留，以利于进一步消化和吸收。食物经过小肠的消化后，分成水谷精微和食物残渣两个部分。水谷精微被吸收利用，进入其他脏腑；食物残渣则进入大肠，排出体外。

在吸收水谷精微的同时，小肠也吸收了大量的水液而成为津液，无用的"废水"则渗入膀胱，所以中医说"小肠主液"。吸收精微和传导残渣的功能又称为"分清泌浊"。

如果小肠分清泌浊的功能正常，则二便正常；如果小肠分清泌浊的功能异常，则大便稀薄而小便短少。也就是说，小肠内的水液量的多少和尿量有关。小肠的功能失调，既可引起浊气在上的腹胀、腹痛、呕吐、便秘等，也会引起清气在下的便溏、泄泻等症。

看起来不相关，根源都在小肠

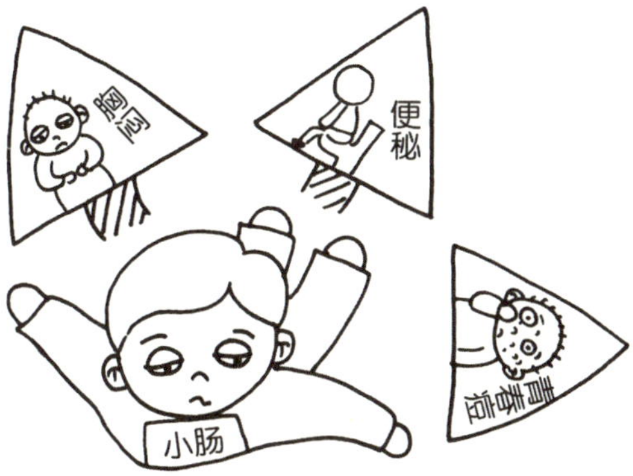

A. 胸闷：大便通了，心气也会顺

一次朋友聚会的时候，刚吃完饭，就见一位身体较胖、满脸发红、50 岁左右的男士掏出一包药来吃，一看是治心脏病的中成药。

闲谈中得知，他近来总感觉胸闷不适，去医院做了不少检查，也没有明确定论，医生给开了这些中成药，让他每天吃。虽然效果不是太明显，但他还是听医生的话坚持吃着。

听说我是中医，加上朋友们的“强力吹捧”，他一定要我给他看看。给他号脉发现他是明显的“腑实症”。问询证实，他果然有腹部胀满、便秘（一般两三天一次大便）的症状。而且，他坐在我身边，一说话就能感觉到口臭的症状很明显。

检查完之后，我告诉他说：“你的病根在肠不在心，大便一通，你上面的问题就解决了。”看他一脸的疑惑，我就给他讲了讲中医心与小肠的关系。解释了好半天，他终于听明白了。

随后就为他治疗，主要按小肠三部曲施治，一共刮痧、拔罐了三次，教他平时自己做保健刮。一段时间后大便就恢复正常了，胸闷不适的感觉也消失了，还顺便减了 5 千克左右的体重。

有人可能不明白，为什么小肠不通会影响到心脏呢？其实，道理非常简单。小肠不通时，浊气不能下行就只能上冲了，小肠经联络心脏，浊气会影响心脏功能，出现胸闷、胸痛、心悸（自己感到心跳、心慌）等症状。

而大便一通，浊气自然下降，小肠气机通畅，可引心火下行，心脏气机通畅，胸闷不适的症状自然就会消失。

B. 便秘：大便干燥、口臭可能是小肠气不通

很多人都觉得便秘就是大肠的问题，其实小肠功能出现问题，也会引起便秘、大便异常干燥。为什么呢？

因为现代人活动很少，吃得又很精细，肉食过多。粗纤维吃得少，肠道中食物体积容量就少，肠道运动就慢，食物残渣在肠道停留的时间就会增长，水液在肠道会被过度吸收，很容易引起大便干燥。

大便干燥，食物残渣在肠道中停留的时间太长，食物在代谢过程中产生的各种毒素就容易被肌体吸收，从而污染血液。血液一污染，全身的器官都会受到影响。

小肠属六腑之一，中医讲“六腑以通为用”，就是说肠道要保持通畅，浊气才能下降，这才正常。如果小肠不通，就不正常，就会出现便秘等症状。这时候，浊气不降反升，会出现腹部胀满、腹痛；再往上就出现口臭、头晕，严重的就会出现心脏问题，不少便秘患者都会出现胸闷不适等症状，到医院做心电图等检查，却是正常的。这就是小肠不通，浊气上升所致。所以，要通过畅通大便来缓解问题。

C. 青春痘：找出病源从内调

很多年轻的女性因为面颊部长痤疮（青春痘）而痛苦不堪，为此花费不少冤枉钱。我就曾经治疗过这样一位女性，20 岁左右，原来长得很漂亮。不知道什么原因，长了一脸的痤疮，均高于皮肤，成丘疹样，而且都有脓头，这种状况使她非常痛苦，班都不上了，觉得无脸见人。

问询得知，她大便也不正常，非常干燥，两天解一次大便。像这样的症状就要以通腑泄热为主，我通过刮痧、拔罐（主要按小肠三部曲施治）给她治疗五次后，脸上再无高出皮肤之痤疮，仅剩一些痕迹，患者十分满意地出国了。

其实，青春痘和便秘一样，都和小肠有关系。小肠不通，颜面会无光，很多人脸色不好都是因为小肠不通引起的。小肠经上达面颊，小肠不通，毒素无法下排，毒气可逆行上攻至面部。脸上，尤其是面颊部、鼻孔两旁长东西、长斑、出油等，都是肠道中的“废物”在脸上的“表演”，是在提醒你，体内有问题了。

可是，现代人的思维往往一叶障目，脸上长东西，就认为是脸上的皮肤出问题了，就在脸上下功夫。所以，往往会去美容院，在脸上涂上无数化妆品。我认识不少女性都是因为面部问题到美容院“治疗”。最后的结果是钱花光了，脸上的问题还越来越严重。

一般来说，痤疮大多与肠道不通、毒素无法下排有关，用刮痧、拔罐的方法来治疗痤疮效果十分明显。

治小肠三部曲：三步解决中医小肠系病症的方案

一般情况下，小肠的病症，用刮痧、拔罐的方法在人体三个部位施术就可以了。

第一步：背俞穴

以背部的小肠腧为重点并在其附近刮痧、拔罐，小肠腧是小肠之气汇集在背部的腧穴。

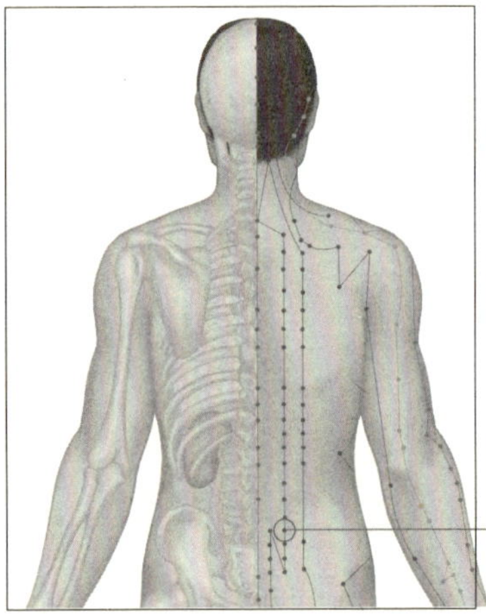

第二步：腹募穴

刮拭少腹部，并以关元穴为中心拔罐（留罐）。关元穴是小肠经的募穴，也就是小肠之气汇集在胸腹部的腧穴。

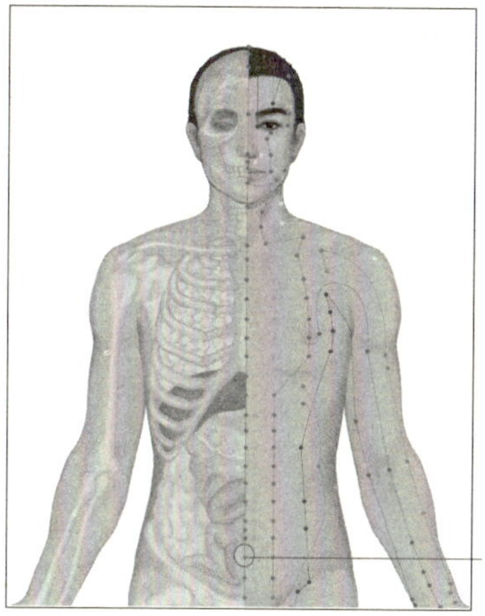

第三步：手臂小肠经

刮拭手太阳小肠经，主要是肘以下的部位，也就是“小海→养老穴”这一段。

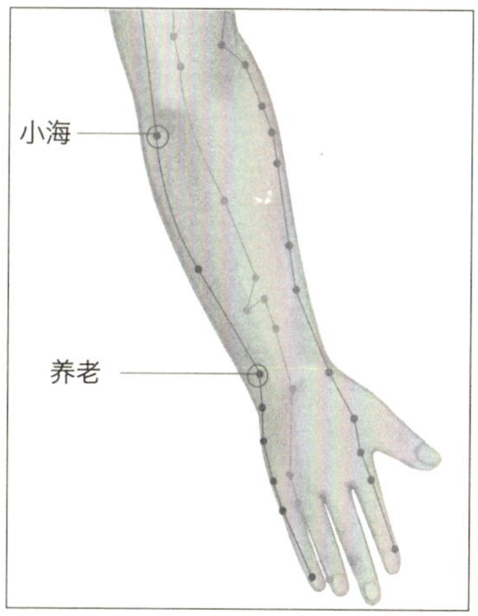

一般来说，中医处理小肠的问题，用以上三步即可解决。如果有些症状比较突出，就可以在以上三步外加一个或几个穴位（部位），以增强效果。

◆ 小肠经主要穴位图

（主治咽喉肿痛、急性扁桃体炎、咽喉炎）

天容

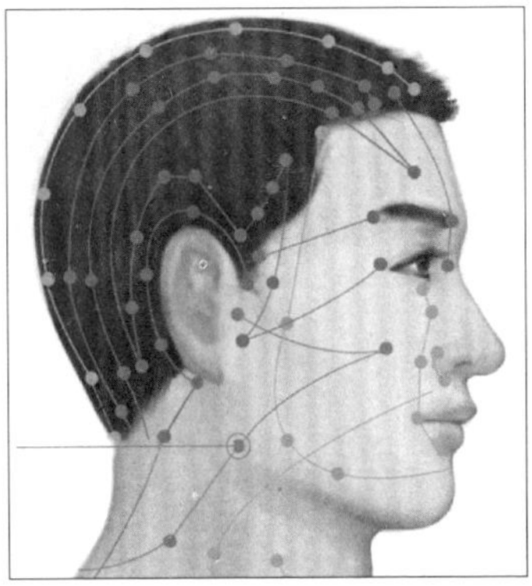

（主治肩臂痛、落枕、目视不明、呃逆）

养老

后溪

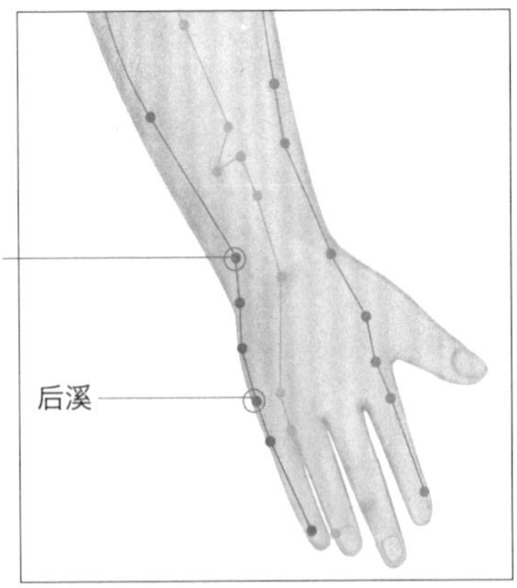

（主治神经衰弱、精神分裂症、头颈痛、落枕、肋间神经痛）

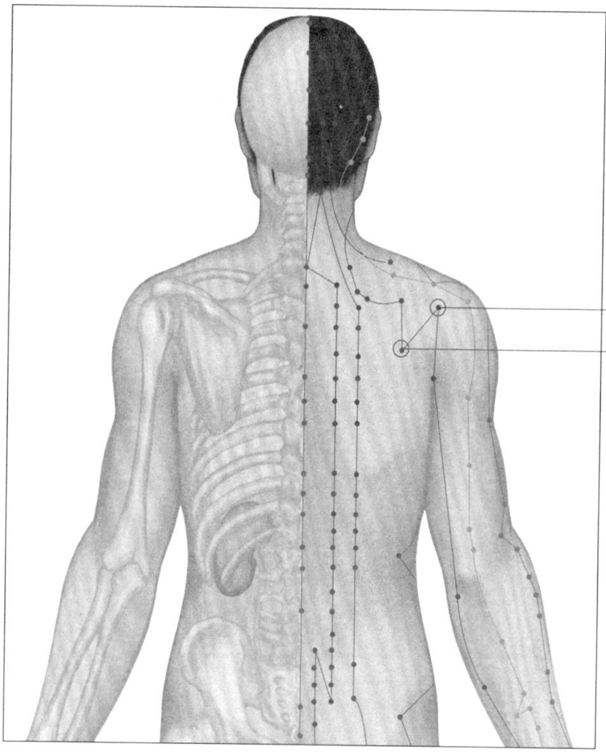

（治疗肩周炎、颈椎病、咳嗽等）

（治疗肩部疼痛如肩冈上肌腱炎、肌筋膜炎，以及颈椎病、落枕、乳腺炎、乳腺增生等）

膀胱是水利部长：宜堵宜疏有调度

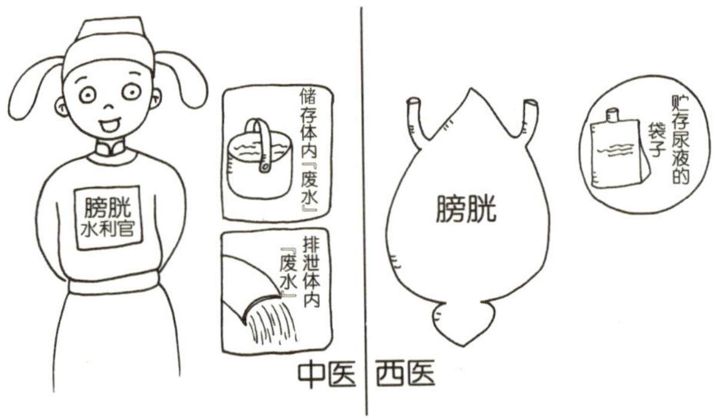

中医认为膀胱是水利部长，西医认为膀胱是储存尿液的袋子

西医说膀胱是暂时储存尿液的袋子，这个袋子由肌肉构成，容量约为 500 毫升，最大容量 800 毫升。一般情况下，尿液达到 250～300 毫升后，就会刺激神经产生尿意，就应该找个合适的地方排尿了。健康人一般每天排尿 5～6 次，喝水多的话一天排尿 10 次也是正常的，晚上睡觉起夜尿 1 次也算正常。

中医可不这么简单。《黄帝内经》说："膀胱者，州都之官，津液藏焉，气化则能出矣。"也就是说，膀胱是管理水液的官员，相当于现在水利部的长官，权力可不小。

人体喝进去的水液，在肺、脾、肾等脏腑的综合作用下，化为津液，分布于全身。而经过津液代谢后多余的"废水"，经三焦的"调度"下达膀胱，并由膀胱暂时储存。尿液在膀胱内潴留至一定程度时，在膀胱气化作用下排出体外。

所以，膀胱的主要功能就是储存和排泄体内的废水。如果膀胱出现排泄废水不畅的情况，毒素就会污染人体其他的脏腑，各种疾病都可能发生，而不仅是排尿问题。

这有点类似于我们城市中的下水道，它正常发挥作用的时候，大家都不太会感觉得到它的存在。但是，下水道一旦出现问题，废水从下水道中溢出来，原本干净的城市立即臭气熏天。这时，大家就会感受到它的重要性了。这时候，管理下水道的市政人员就得忙着疏通管道，卫生人员要进行消毒。否则，废水中的毒素就会污染地面和空气。臭气熏天事小，引发疾病问题就大了。

还有一点，膀胱的贮尿和排尿功能全赖于肾的气化功能。如果肾的气化功能不好，就会出现膀胱病变，主要表现为尿频、尿急、尿痛；或为小便不利，尿有余沥，甚至尿闭；或是遗尿，甚则小便失禁等。

膀胱经上的腧穴是五脏六腑开在后背的商号

正常情况下，我们只知道膀胱具有贮尿和排尿的功能。但实际上，一方面，如果膀胱的功能出现问题，不仅贮尿和排尿会出现问题，还会导致人体整个内环境出现问题，五脏六腑都有可能受其影响。另一方面，五脏六腑功能失调又会影响膀胱的功能。

膀胱在人体中非常重要，就好像北京作为中国的首都，全国各省、自治区和直辖市的政府都在北京有一个办事处一样，五脏六腑在背部的膀胱经上都有一个重要的窗口，“商号”叫背腧穴，如肺有肺腧、心有心腧、肝有肝腧等。

所以，膀胱经在中医中的作用非常大，刮痧、拔罐、按摩、艾灸等疗法无不把膀胱经作为重要的施术部位。在膀胱经的背腧穴上刮痧、拔罐，对调节五脏六腑的气血具有非常重要的作用。五脏六腑哪一脏、哪一腑有问题，就在其相应的背腧穴刮痧、拔罐，这是治疗中很重要的一环，如肺有问题取肺腧、胆有问题取胆腧，依次类推。

膀胱可排出全身的废水，怎么排呢?《黄帝内经》中说：“三焦膀胱者，腠理毫毛其应。”“腠理毫毛”就是肌表、皮肤，三焦、膀胱主一身之表。人体要排出废水，一靠小便，二靠出汗。汗为津液所化生，从腠理、皮肤排出。《血证论》中说：“谓膀胱之气，载津液上行外达，出而为汗，自有云行雨施之象。”

《黄帝内经》中说，外邪来袭首犯太阳经。太阳经又叫“巨阳”，有阳气很足的意思，膀胱经全名就叫足太阳膀胱经。中医认为天气为阳气，天气降温才会有雨，汗像天上的雨一样，需要靠膀胱经阳气的温熏作用。所以，调理膀胱经可以促进人体废水的排出。

一条膀胱经可调节人体五脏六腑的气血

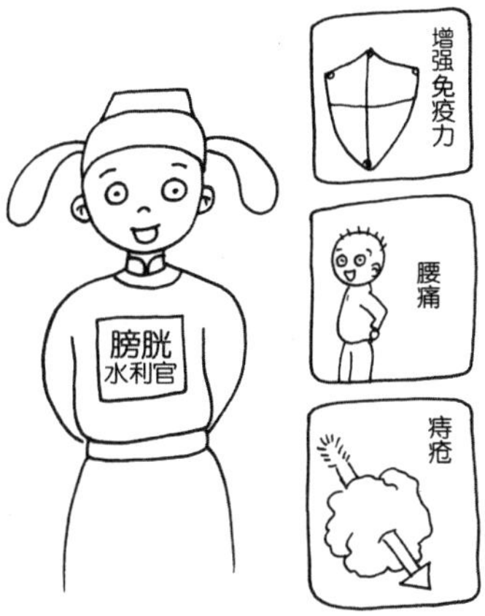

A. 感冒：增强免疫力，固表补虚多刮痧

有位朋友的母亲，65 岁，体质非常虚弱，天气稍微变化、人稍微受凉就会感冒，一旦感冒没有十天半个月别想好。冬天的时候更为严重，基本不敢脱衣服洗澡。因为很容易受凉感冒，所以她睡觉时必须穿件厚睡衣。

这样的情况在中医看来，属于严重表虚不固，也就是现在说的外感一类的病症。我为她在背部膀胱经刮痧、拔罐（走罐），并教会朋友的父亲，平时每隔 3～5 天为她刮痧、拔罐（走罐）一次。

治疗的时候是夏天，没太注意。第二年，再见到她的时候得知，这一年来她一直坚持刮痧、拔罐保健，整个冬天都没有感冒，她的高兴之情溢于言表。

后来，又好长时间没有见到她。听朋友讲，她去加拿大看她的女儿去了。原来她一直不敢去，怕那边天气寒冷，犯病的话，会给孩子增添麻烦。

朋友说，他的母亲去了半年多了，身体很好，闲着没事还到当地华人社区给别人刮痧。据说在当地已经小有名气了。

上文说过，三焦、膀胱主一身之表，感冒是非常高发的表证，在膀胱经上刮痧、拔罐，能够固体表、防感冒。对于体质虚弱的人士来说，在膀胱经刮痧、拔罐，对于增强抵抗力和免疫力，效果非常好。

B. 腰痛：委中一穴留罐也有效

腰痛对现在的人来说也是很常见的疾病，很多人腰痛的时候会习惯性地捶捶腰。其实，这是非常不好的习惯。

治疗腰痛有一个非常简单的办法，就是在委中穴处留罐。我曾经治疗过一位腰痛患者，腰部疼痛到躺在床上翻身都困难。没有办法，我只好把患者腿部架空，在他的双侧委中穴上留罐 30 分钟左右。

起罐后，患者说腰部疼痛基本消失了。大概过了半个小时，他居然自己就下床了，站到地上，自己都感觉不可思议。效果之神奇，让人难以置信。

C. 痔疮：难言之隐外治之法好消除

有一年，朋友介绍了一位 30 岁左右的女患者，问我能否用刮痧、拔罐的方法治疗痔疮。

说实话，单纯因为痔疮来找我刮痧、拔罐的人很少，一般有痔疮的人都会去医院肛肠科，通过药物、打针或者手术来治疗。

这位患者肛周疼痛已经有三个月，最近情况加重，便后常出血。医院诊断为内痔，需要手术。她的一位熟人因为痔疮手术伤及肛门括约肌，造成大便失常，经常会失禁（漏出来）。所以，她听说要手术，胆战心惊，不敢去。

医院让她手术，可想而知，病情已经很严重了，要想快速治愈此病，需要用重手法，我想到了“发泡罐”的手法。“发泡罐”就是通过拔罐让吸附部位出现水泡现象的一种手法。

因为手法比较重，不知她能否接受。我便将“发泡罐”的情况讲解了一下，尤其告诉她，会很痛，而且皮肤会起水泡，以为能吓着她，让她知难而退，因为这种病我平时很少治疗，怕耽误了她做手术的最佳时机。没想到，这位女士说只要不做手术，什么都不怕，还说腰部有点水泡没事。无奈之下，我只能给她治了。

刮痧、拔罐的主要部位是腰骶部膀胱经上的大肠腧、小肠腧、八髎穴一带，刮痧（刮法）、拔罐（走罐）之后，局部出了很多痧（这位患者较胖，如果比较瘦的患者，一般在八髎穴处只刮痧不走罐）；然后在大肠腧留罐 40 分钟，使其出现水泡。起罐后，先用一次性注射针头刺破水泡下缘，然后用消毒棉球将水泡中的液体挤出，外擦医用酒精，并用医用干纱布包扎。

隔一天，患者再来治疗时，便告诉我说，已经有了明显改善，局部疼痛大为减轻。

我继续在她后背的大肠腧处留罐 40 分钟，再一次拔出黏稠的液体，像果冻一样。为了巩固效果，又加上承山穴留罐。正如《玉龙歌》所说：“九般痔漏最伤人，必刺承山效若神。”

这样，一共治疗了 5 次，患者不适的感觉全部消除。

治膀胱三部曲：三步解决中医膀胱系病症的方案

一般情况下，治疗膀胱的病症，用刮痧、拔罐的方法在人体三个部位施术就可以了。

第一步：背腧穴

以背部的膀胱腧为重点并在其附近刮痧、拔罐。膀胱腧是膀胱之气汇集在背部的腧穴，与第二骶后孔相平，督脉旁开1.5寸。

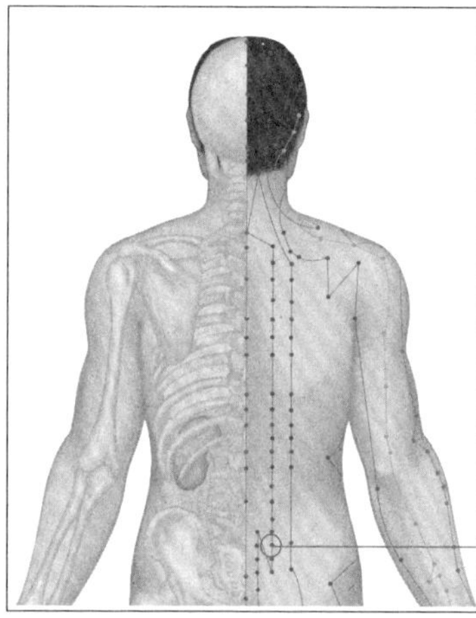

第二步：腹募穴

刮拭少腹部，并以中极穴为中心在其附近拔罐（留罐）。中极穴是膀胱的募穴，也就是膀胱之气汇集在胸腹部的腧穴。

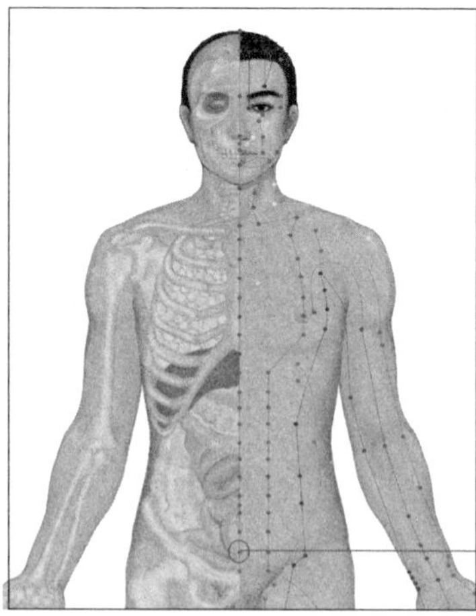

第三步：下肢膀胱经

刮拭足太阳膀胱经，重点在委中穴上点按和留罐。

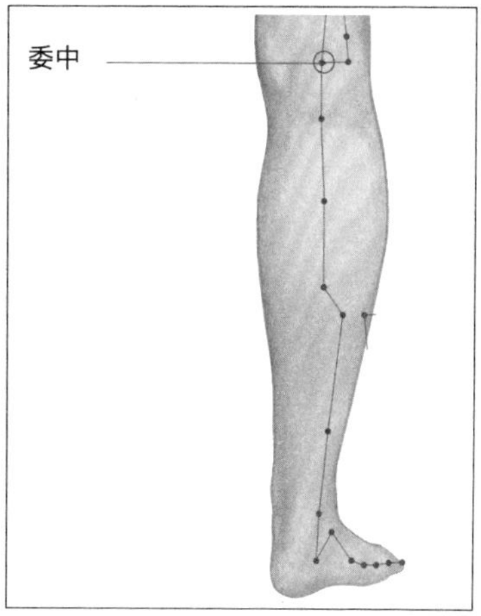

一般来说，中医处理膀胱的问题，用以上三步即可解决。如果有些症状比较突出，就可以在以上三步外加一个或几个穴位（部位），以增强效果。

◆ 膀胱经主要穴位图

（主治头痛、恶风寒、目眩、目赤肿痛、热泪常流、呃逆、腰痛等）

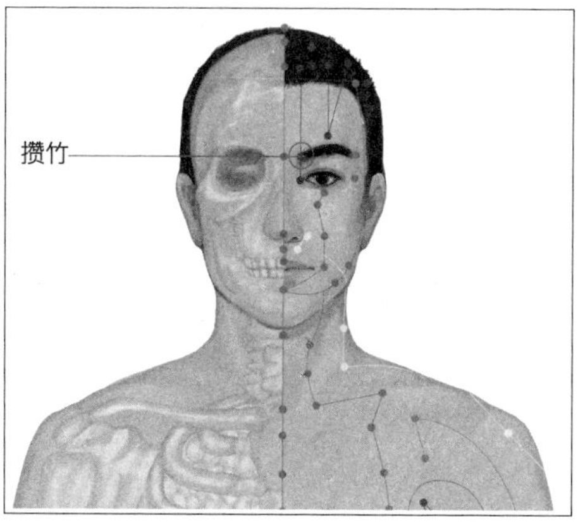

（治疗坐骨神经痛、半身不遂、腹痛、吐泻等）

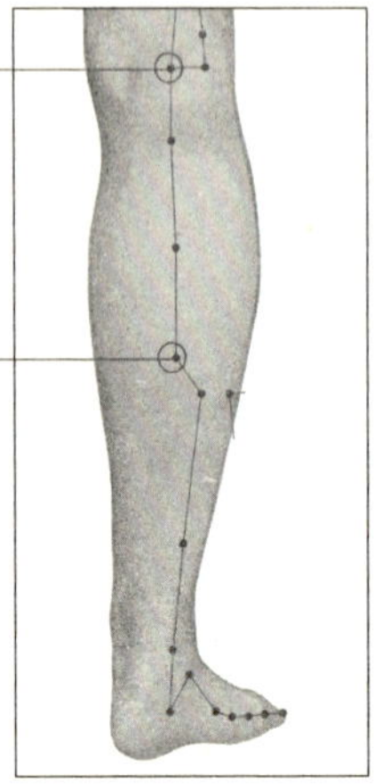

（主治急性腰扭伤、腿痛抽筋、坐骨神经痛、颈椎病、落枕等）

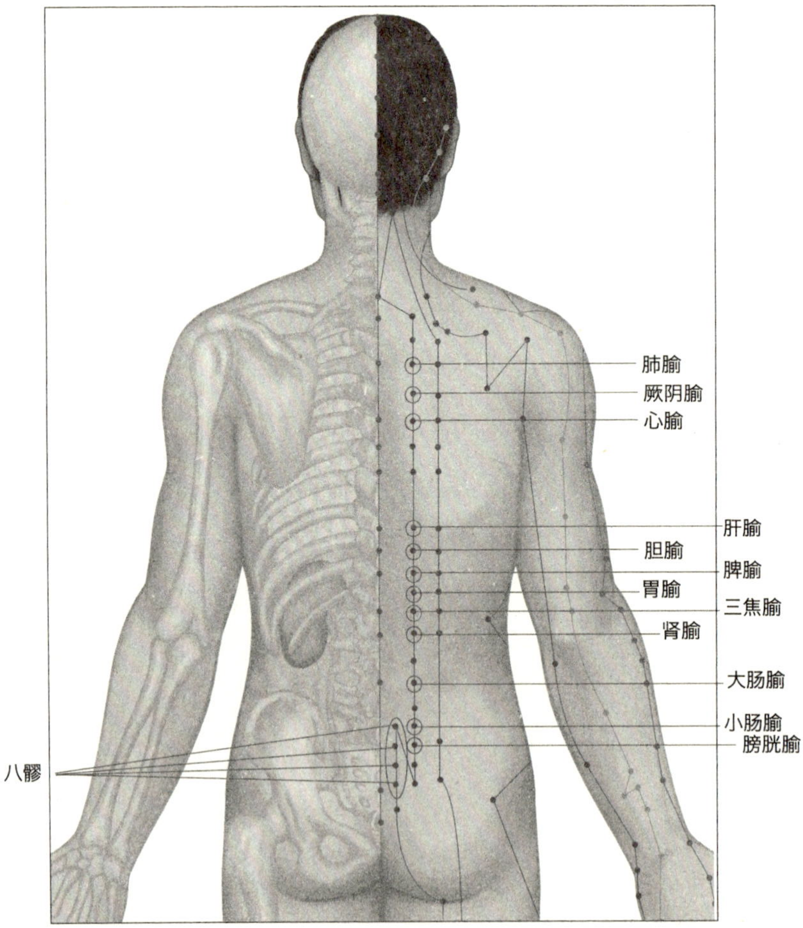

肺腧：主治中医肺系病症，如咳嗽、支气管炎、支气管哮喘、皮肤瘙痒症等。

厥阴腧：主治中医心系病症，如胸闷、胸痛等。

心腧：主治中医心系病症，如心痛（心绞痛）、烦闷、健忘、气短、心悸、失眠、心律失常等。

肝腧：主治中医肝系病症，如胁痛、眩晕、目昏花不明、慢性肝炎、肝硬化、肋间神经痛、神经衰弱等。

胆腧：主治中医胆系病症，如胸满胁痛、口苦、舌干、胆绞痛等。

脾腧：主治中医脾系病症，如消化不良、食多身瘦、倦怠喜卧、腹胀、呕吐、反胃、胃炎、胃溃疡、糖尿病等。

胃腧：主治中医胃系病症，如胃脘痛、口吐清水、恶心呕吐、胃下垂等。

三焦腧：主治中医三焦病症，如腹胀、肠鸣、呕吐、泄泻、小便不利、水肿、腰背强痛及胃炎、肠炎、肾炎等。

肾腧：主治中医肾系病症，如腰膝酸软疼痛、小便不利、耳鸣、耳聋、阳痿、遗精、月经不调、带下病、肾炎、尿路感染、糖尿病、高血压等。

大肠腧：主治中医大肠系病症，如腹胀、腹泻、肠鸣、便秘、小便不利、肠炎、痛经、腰腿痛等。

小肠腧：主治中医小肠系病症，如小腹胀痛、腹泻、便秘、小便淋漓、脱肛、肠炎、盆腔炎等。

膀胱腧：主治中医膀胱系病症，如小便不利、遗尿、尿频、泄泻及尿路感染、前列腺炎、腰脊强痛、糖尿病、坐骨神经痛等。

八髎：刺激次髎对治疗妇科病（如痛经），大、小便问题及腰痛有很好的疗效。

大肠是传导之官：五谷轮回人长寿

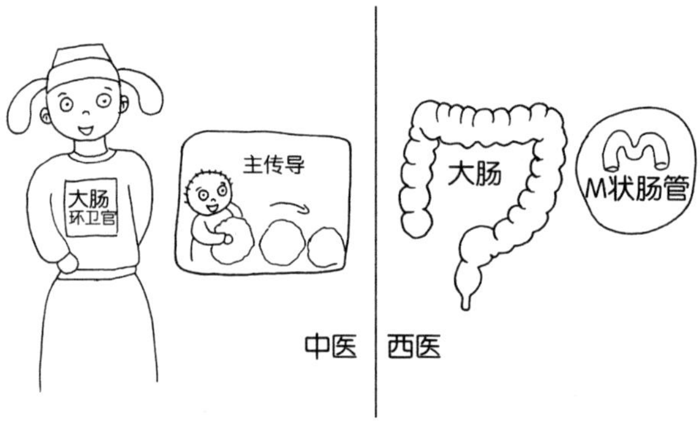

中医认为大肠是传导之官，西医认为大肠是肠管

西医认为大肠是一条粗大的肠管，在腹部弯曲呈英文字母 M 状，全长约 1.5 米，分为盲肠（包括阑尾）、结肠（包括升结肠、横结肠、降结肠和乙状结肠）和直肠（包括肛管）三部分。

大肠的功能是吸收水分和维生素，分泌大肠液，使食物残渣形成粪便并排出体外。粪便在大肠停留的时间可能是十几个小时，也可能是几天。大肠可吸收水和电解质，参与肌体对水、电解质平衡的调节，还可吸收由结肠内细菌合成的维生素 B 和维生素 K。大肠分泌出大肠液（含黏液和碳酸氢盐），可使肠内壁湿滑，既保护内壁，又有利于糟粕的通过。

同时，大肠还是无害细菌繁殖与藏身之所，无害细菌可吞噬糟粕中的消化酶，否则这些消化酶会“吃”肛门及周围的肌肉。

中医认为大肠是传导之官。《黄帝内经》中说：“大肠者，传导之官，变化出焉。”大肠是六腑之一，饮食经过胃、小肠消化之后，进入大肠，进入大肠后的主要物质也就是水液和糟粕了，水谷精微（营养物质）已经微不足道了。

总体来说，到大肠的东西已经是“垃圾”多，“宝贝”少了。大肠的工作有点像现在城市垃圾站的工人，即使是垃圾，也在里面翻翻找找，看能否找出点什么有用的东西。

也就是说，大肠要对传下来的物质进行最后一次过滤，有用的东西会被吸收和利用，这也就是大肠顺便进行的工作。大肠最主要的工作是将糟粕“做成”干湿适度的粪便，在大肠中停留待命，等聚集到一定量后，就通知大脑，在合适的时间，打开肛门将粪便排出体外，完成“传导之官”的本职工作。

美味的饮食从口而入，到排出时已变成臭臭的糟粕了，所以叫“变化出焉”。粪便排出之地，现在叫厕所，古时叫茅房。《西游记》中把茅房称为“五谷轮回之所”，就是说人吃进去的是美味的饮食，但拉出来的却是臭臭的粪便。但是，这臭臭的粪便却是肥料，可以滋养庄稼，生长出美味的粮食，“美食→粪便→美食”，都处在变化轮回的过程中，只是阶段不同、形式不同罢了。

糟粕在大肠中传导正常，在外的表现形式是排便正常；内在保证是大肠中的津液保持正常。当然，这中间很重要的一点就是大肠传导的正常需要有肺气下行的推动。

如果大肠传导出现问题，就很容易出现便秘和腹泻的症状。如果阳明火盛，会把大肠中的津液过多地吸出或渗出肠道以外，肠道内津液干涸，就会发生便秘，即大便干燥；如果阳明虚衰，吸收肠道内水液的能力就很弱，大肠本应吸收或渗出的液体就会滞留肠中，出现溏泄的症状，也就是腹泻。

为什么人的大肠会出问题

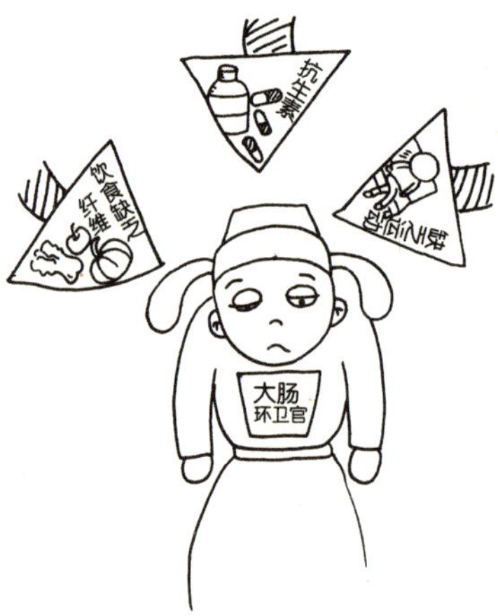

A. 饮食缺乏纤维

现代人饮食越来越西化，喜欢吃肉食，认为这是生活好的标志，蔬菜、水果吃得越来越少。其实，多吃蔬菜、水果，对人的大肠非常有利，蔬菜、水果中的纤维素可使糟粕快速通过大肠，减少糟粕中的致癌物质与大肠内壁的接触时间，可降低毒素的吸收和大肠癌的发生率。

B. 抗生素使用过多

使用抗生素是为了杀死有害细菌的。但是，抗生素没有“长眼睛”，会把大肠内有害、无害的细菌统统杀死。如果大肠内的无害细菌减少，那么糟粕中的消化酶及毒素就可能肆无忌惮地伤害大肠，进入人体，危害无穷。

C. 缺乏运动

现代人运动减少对大肠也很不利，应坚持进行散步、腹式呼吸等运动，促进大肠蠕动。

大肠最容易引发的问题

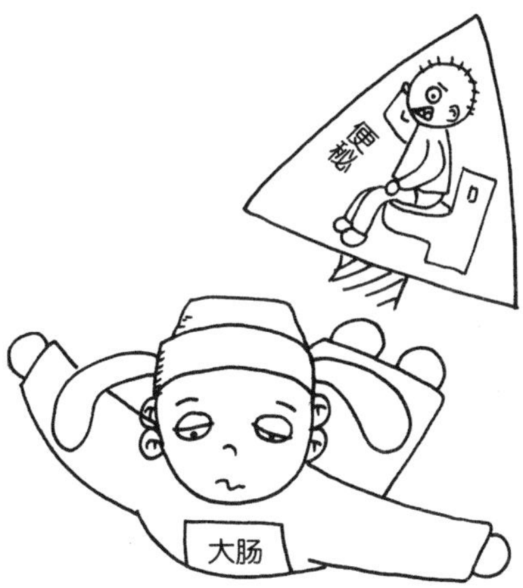

20 世纪 90 年代，我在东南亚某国坐诊时，结交了当地的很多中医

师和患者朋友。有一天，当地一位中医师介绍来一位便秘患者，这位患者看了很久都没有看好。

患者 50 多岁，便秘两三年了，一般 3～5 天才能解出一次大便，非常痛苦。我看了看患者，感觉他说话很没有底气，说两句话就需要停顿一下。问询得知，半年前曾因肺气肿住过院。号脉发现，右手寸脉弱。

我看了看这位中医师以前给患者开的处方，都是以泻下药为主。我在原方的基础上加入了人参 10 克，让病人继续服用。同时，现场给患者拔罐治疗，在膻中、肺腧、中府穴上留罐 30 分钟。然后，用刮痧板棱角点按患者百会穴，并让患者回家后，每天用刮痧板自己点按百会穴 20 分钟。

大约过了两周，这位中医师打电话来要请我吃饭，说上次介绍来的患者，回去吃药后几个小时就排便了，现在非常正常。这位中医师特地向我请教："为什么便秘吃泻药没用，你却加人参，人参不是补的吗？便秘不泻反补，这是什么道理？"

我告诉他："大便不通不一定就是实症，也有可能是虚症。要想大便畅通，先要明白大便畅通的条件，一般来说，大便畅通有两个基本条件：一是肠道有津液，中医将其比喻为'增液行舟'；二是排出糟粕需要动力。肺与大肠相表里，肠道的动力源于肺气，肺气下行则能推动糟粕排出体外。这位患者刚好属肺气虚型大便不通，人参就是补气的，气一足自然会推动肠道排出糟粕。在膻中、肺腧穴上留罐，点按百会穴也同此理。"

这位中医师不断点头："听老师一席话，胜读十年书啊。"其实，这不过是中医大家蒲辅周老专家的一个病案的翻版而已。

中医认为肺与大肠是表里关系，所以大便的问题不仅仅和大肠有关，和肺也有关系。如果肺气不足，无力下行，也会造成大便不通。许多肺气肿患者常会出现排便困难，如果只从大肠着手调治，往往是事倍功半，不得要领。

中医最强调整体观，像凤凰卫视的一句广告词："看似不相关的现象，其实内在却有千丝万缕的联系。"肺与大肠，在一般人看来是完全不相干的脏腑，却有着很密切的关系。这一点，刚学中医的人尤其需要注意，否则很容易犯"头痛医头，脚痛医脚"的毛病。

治大肠三部曲：三步解决中医大肠系病症的方案

大肠的问题，一般情况下，用刮痧、拔罐的方法在人体三个部位施术就可以了。

第一步：背腧穴

以背部的大肠腧为重点并在其附近刮痧、拔罐。大肠腧是大肠之气汇集在背部的腧穴。

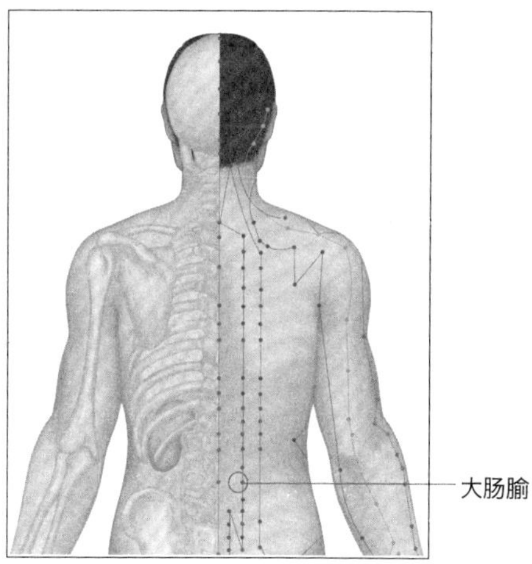

第二步：腹募穴

刮拭少腹部，并以天枢穴为中心拔罐（留罐）。天枢穴是大肠之气汇集在胸腹部的腧穴。

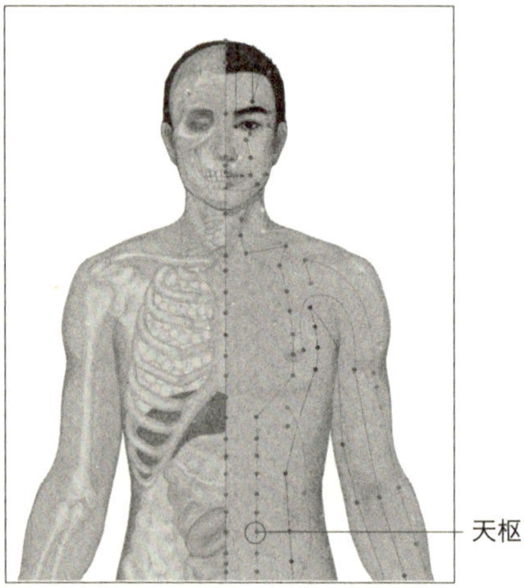

第三步：手臂大肠经

刮拭手阳明大肠经，重点是“曲池→合谷”这一段。

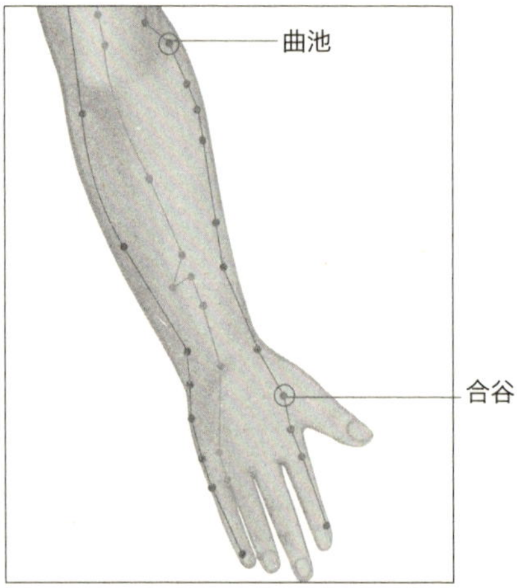

一般来说，中医处理大肠的问题，用以上三步即可解决。如果有些症状比较突出，就可以在以上三步外加一个或几个穴位（部位），以增强效果。比如肺气不足，无力下行，造成大便不通。肺气肿的病人，经常容易出现排便困难的情况，这时可在三部曲基础上加用肺腧、中府、膻中三穴，可刮痧、拔罐（留罐）、艾灸，以补肺益气。

◆ 大肠经主要穴位图

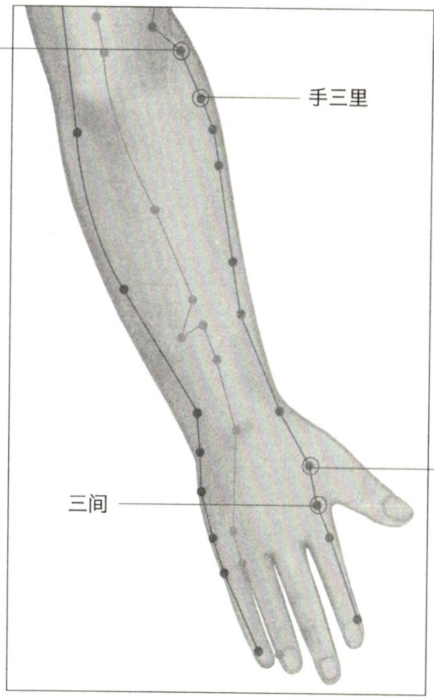

胆是中正之官：清净无杂好决断

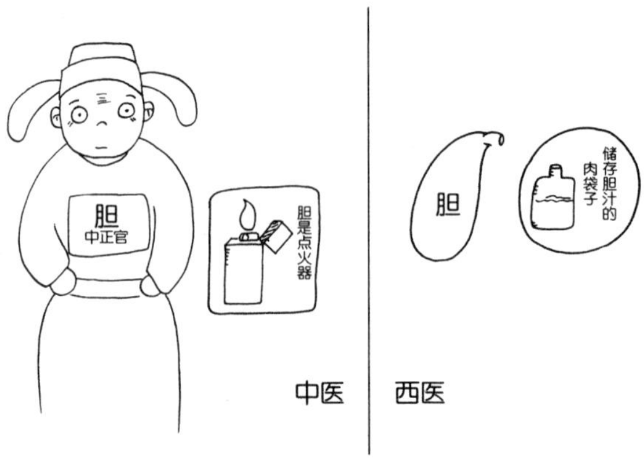

中医认为胆是中正之官，西医认为胆储存胆汁

西医认为胆囊是一个储存胆汁的肉袋子，镶在肝脏内侧凹陷处，收集由肝脏的肝细胞所制造的胆汁。胆汁是一种弱酸性的黄色液体，成人一天分泌700～1000 毫升。当食物经胃送到十二指肠时，大脑会向胆囊发出信号，胆囊的袋状肌肉就会收缩，以排出胆汁到小肠，主要作用是促进脂肪分解产物的吸收，对脂溶性维生素的吸收也有促进作用。

而《黄帝内经》则讲：“凡十一脏皆取决于胆也。”

说明胆在五脏六腑中地位之重要。胆为什么这么重要呢?

首先，胆是枢纽、门轴。阳经有少阳、太阳和阳明，太阳是表，阳明是里，而少阳居于中间，是阳经的枢纽。有句成语叫“流水不腐，户枢不蠹”，意思是说流动的水不会发臭，经常转动的门轴不会生蛀虫。少阳就好像门的门轴一样，门的开（太阳）与关（阳明）的功能全靠门轴（少阳）在起作用。

其次，中医的胆是点火器。为什么这么讲呢？这要从胆主时来说起，胆是夜间 11 点至次日凌晨 1 点值班，此时阴盛至极。所谓“物极必反”，阴盛之时也正是阳气萌发之时，胆气犹如春天生发之气。春天来了，万物迅速复苏，大地一片生机盎然。

人体也是这样，胆是少阳，也是阳气生发的开端。胆主阳气的启动，好像是汽车的点火器，只有点火成功，汽车的功用才能体现出来，如果点火不成功，汽车只是一堆钢铁而已。

胆就好像五脏六腑阳气生发的点火器，其他脏腑功能的启动均有赖于胆之阳气的启动。人体中虽然有阴有阳，但阳为主、阴为辅，阳气好像天上的太阳一样重要，有太阳才能有万物、有生命、有生机。《黄帝内经》中说：“阳气者，若天与日，失其所，则折寿而不彰。”

最后，胆主决断。中医认为，人如果想干件复杂的事，先得有谋略，肝主谋，所以肝得好。谋略之后还得有决断，这决断就得靠胆了。人们常说某某人有贼心没贼胆，这在中医看来就是胆气虚弱的表现。胆气虚的人，做事往往优柔寡断，瞻前顾后，一点小事就能让他想来想去，睡不着觉，坐卧不安。

《黄帝内经》中讲：“胆者，中正之官，决断出焉。”“中正”就是不偏不倚、刚正无私。中正之官，有点像开封府里那位铁面无私的包青天，皇亲国戚犯法与庶民同罪。无私则无畏，胆的功能正常，就能下决断。

“胆者，中正之官，决断出焉。”胆气足的人思维敏捷，办事果断，勇敢阳刚，生机勃勃。胆有问题的人，遇事容易优柔寡断，犹豫不决，惊恐不安，失眠多梦。

为什么人的胆会出问题

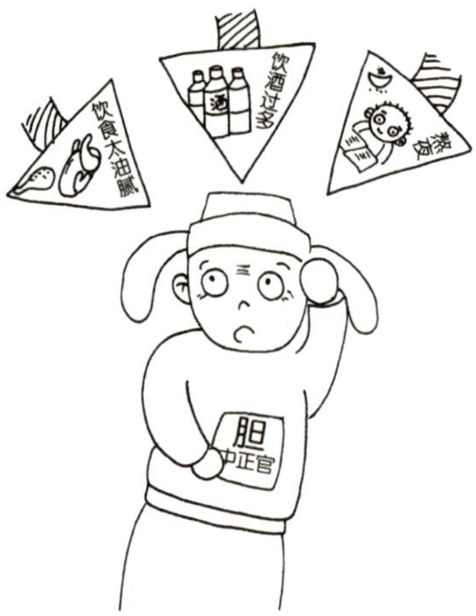

A. 不良生活习惯

长期熬夜容易伤及肝胆。夜间 11 点至次日凌晨 1 点是胆值班的时间，这时保持深睡才能养胆之阳气，否则会严重损伤胆之阳气。

B. 湿热

湿热可从外界来，也可因饮食太过油腻、饮酒过多后内生，最终导致肝胆湿热。肝胆湿热时容易将胆中的水分过度拧干，出现胆结石。

胆汁分泌不好，身体的问题会层出不穷

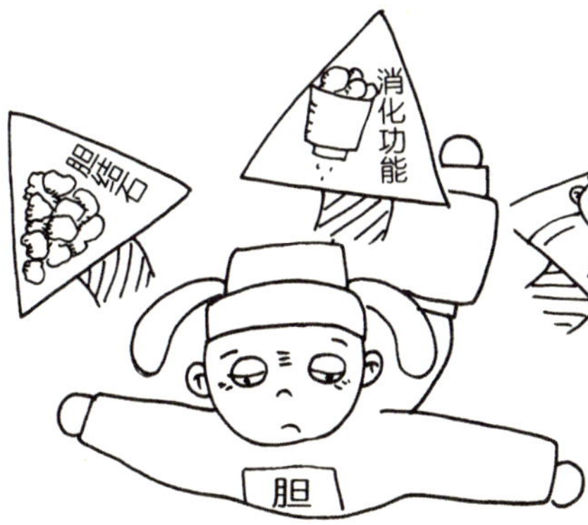

A. 胆石症：改变结石形成的病理环境最重要

20 世纪 90 年代我在东南亚坐诊时，还讲过一期“胆石症的中医防治”。胆石症泛指胆囊、胆总管、胆管及肝内胆管等胆道系统的结石。胆石症在中医看来和肝、胆的关系很大。肝属木，喜条达；胆为中清之腑，喜疏泄。如果肝胆气郁，肝失条达，胆失疏泄，日久化热，煎熬胆液成为沙石。

我在读大学时，听过一位西医老师讲，治疗胆石症很简单，最直截了当的方法就是通过手术把结石拿出来。我在实习时就见过一位病人，因患胆囊结石，医生已经在他小小的胆囊上做了两次手术了。第三次因为胆囊长结石来就诊，我的这位西医老师看了这位病人的病历和最新的 X 光片，有点束手无策的感觉，因为小小的胆囊上已经动过两次手术

了，真不知道下一刀应该在哪里下手。最后，只好请几位专家会诊。得出的结论是：建议找中医专家治疗。这个结论有点让人啼笑皆非。早知如此，何不一开始就看中医？

其实，胆石症的治疗有两种选择：一是手术治疗，二是保守治疗。选择时，我建议如果情况不是特别紧急，先选择保守治疗，尤其是中医治疗。中医治疗也分为药物治疗和非药物治疗。这时候，可以选择中医非药物疗法。

综合起来，我建议胆石症患者在治疗时按照这样的顺序来选择：中医非药物疗法→中医药物疗法→综合药物疗法→现代体外碎石疗法→手术。

为什么要这样选择呢？因为手术的风险很大，费用也比较高。而且手术虽然把结石取出来了，但胆囊产生胆石的病理条件依然存在，不改变病理环境，结石会一而再，再而三地长出来，总不可能每次都手术吧？

而保守治疗的风险比较小，花费也少。所以，在讲课的时候，我往往建议学员，对胆囊结石最好先采用中医非药物疗法，尤其是刮痧、拔罐、针灸等方法，除了风险小、花费少外，最大的优势是改变或阻断了胆囊产生胆石的病理条件。因为这些方法通过疏通经络、调理脏腑、行气活血、排除毒素、促进胆汁分泌的方法，改变或阻断胆囊产生胆石的病理条件，使胆囊内不再长胆石。即使无法排出结石，还可以做手术。而且，病理条件阻断了，没有了生长结石的土壤，还能预防结石的复发。

我讲完课后，很多听众围着我咨询各种问题。我用眼角的余光观察到，有一位先生一直在旁边耐心地等待。终于，大家问完了，他才上前向我提问，似乎很激动，说听完我的课觉得收获很大。

原来，这位先生就是一位胆囊结石患者，医院检查他的胆囊内有一个 1.5 厘米 ×1 厘米 ×1 厘米的结石，还有一些沙砾状的结石。当时他正在医院住院，手术的时间都安排好了，听说我在当地办讲座，就悄悄从医院溜出来了。

说完之后，他告诉我，他很认同我的观点，但是他在公立医院排了很长时间的队，好不容易医院才给他安排了手术，失去这次机会，又觉得非常可惜。他问我该怎么办。我一般只给人提建议，最后的主意还得自己拿。看得出来，他非常矛盾，在诊所里徘徊了很长时间才离开。

过了一个星期，这位先生如同劫后余生般来到我的诊所，说自己已经正式放弃手术出院了。我很奇怪他怎么突然下这么大决心。原来，他预定两天后手术，结果不凑巧，第二天他突然感冒发烧，当天的手术被他的同室病友“顶替”了。结果，同室病友在手术中出现“大出血”事故，差点死掉，这下把他吓得可不轻，越想越怕，一晚没睡，第二天收拾行囊就赶紧出院了。

看他那脸色、语气，好像劫后余生一样，他自己也说“躲过一劫”，现在十分肯定地要求到我这里接受保守治疗。

我采用刮痧、拔罐的方法为他治疗，在两肋部肝胆经期门穴、日月穴处刮痧、留罐；在背部肝腧穴、胆腧穴处刮痧、走罐，然后留罐，此处出痧斑很多，颜色紫黑，皮下有硬节；在下肢胆经的阳陵泉、胆囊穴处刮痧（点按），然后留罐；用刮痧板厚边棱角从下肢肝经的行间穴推至太冲穴。

这位先生右胁胀痛、口苦、大便干燥、舌苔黄腻、脉弦，很明显的肝气郁结、郁热化火的症状。所以，我还在他颈部的大椎穴、手外侧的外关穴、腿外侧的中渎穴刮痧，然后留罐。

每隔 3～5 天，我为患者进行一次刮痧、拔罐治疗。同时，我教他经常用刮痧板隔内衣刮拭和点压刺激胆囊穴和中渎穴，这两个穴位有促进胆汁分泌、加强胆囊收缩的作用，有利于结石的排出。

这样治疗了几次之后，他肋下疼痛不适的感觉已经大为减轻。这让他大喜过望，对我教他的方法执行起来也特别认真。不管做什么事情，坚持和执行都非常重要。

这样，大概治疗了两个月。有一天，这位先生非常兴奋地来到诊所，表情有点夸张，进门就大声叫道："石头排出来了。"他用一个玻璃小瓶将排出的结石放置其中，如获至宝似的。

不仅如此，他还相当详细地告诉护士美女们"石头"是如何得到的。原来，他接受治疗后，便每天用布包大便进行冲洗，把洗出来的小沙石都存起来。今天一早，终于从大便中把这个"大家伙"洗出来了，兴奋得直接就到这里来报喜了。

说完之后，他一再请我和诊所同人一起去饭馆吃饭庆祝。诊所的护士美女们都借故不去，从她们的眼神中看得出来，洗大便找结石的"壮举"把美女们都搞得没胃口了。

胆石症，主要从肝胆来调治，期门穴和日月穴是肝胆的募穴，肝腧穴和胆腧穴为肝胆的背腧穴，阳陵泉是胆经的合穴，胆囊穴是近代治疗胆道疾病的经验穴，行间穴是肝经的荥穴，太冲穴分别是肝经的输穴和原穴，取这些穴位有疏肝利胆、行气活血、促进胆汁分泌的功效。大椎穴是手足三阳经与督脉的交会穴，外关穴是手少阳三焦经的络穴，有很好的清泄热毒的作用。从这些穴位下手，能够改善肝胆郁热的内在病理因素，杜绝胆石症的再度发生。

B. 消化功能：胆汁是脾胃消化的推进器

大家都知道，胆汁有助消化的作用，是脾、胃运化功能得以正常发挥的重要条件。但是，胆汁却是由肝的精气化生而来的，汇集于胆，泄于小肠，来帮助食物消化。所以，只有肝的疏泄功能正常，胆汁生化正常、排泄畅达，脾、胃的运化功能才能健旺。

如果肝失疏泄，会导致胆汁的生成和排泄出现异常，影响脾、胃的运化，会出现多种消化不良的症状，比如胁下胀满疼痛、食欲减退、腹胀、便溏等；如果胆汁上逆，可见口苦、呕吐出黄绿苦水等症；如果胆汁外溢，逆流入血脉，熏染肌肤，可能出现黄疸，可见全身及面目发黄等病症。

C. 优柔寡断：增强决断力从胆开始

有一次，我负责为单位招人，其中一位女生从应聘简历来看各方面条件都很优秀，很符合所需岗位的要求，故约其见面。只要简历与其本人没有特别出入就准备录用，面试时间约在某天下午 2 点。结果，到 2 点了，左等右等没见到人。一直到下午 4 点人才到。我十分好奇，问她迟到的原因。

她的回答十分诚实，说因为第一次面试，出门后觉得衣服穿得不太合适，就回去换了。前后换了三次，无法确定应该穿哪件衣服更合适，所以就来迟了。

其实，从中医来讲，这是典型的胆气虚的症状，应该先调理肝胆，肝胆调理好了再工作，否则以后在工作中很容易耽误事。

治胆三部曲：三步解决中医胆系病症的方案

一般情况下，中医胆系病症，用刮痧、拔罐的方法在人体三个部位施术就可以了。因为肝与胆是表里关系，保健治疗时常同时施治。

第一步：背腧穴

以背部的胆腧为重点并在其附近刮痧、拔罐。胆腧是胆腑之气汇集在背部的腧穴。

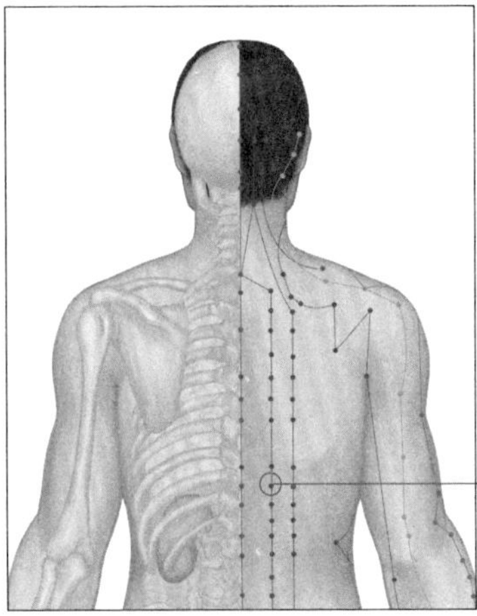

第二步：腹募穴

刮拭两肋部，并以日月穴为中心刮痧、拔罐（留罐）。肝、胆居人体两肋部，日月穴是胆气汇集在胸腹部的腧穴，在乳头下方，第七肋间隙中，实际操作中一般肝、胆同治。所以，刮日月穴的同时也刮肝的募穴期门穴。

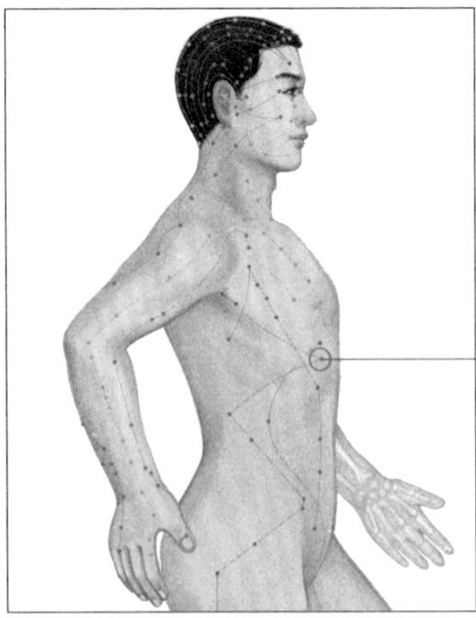

第三步：下肢部胆经

刮拭足少阳胆经，重点刮拭和留罐阳陵泉穴。

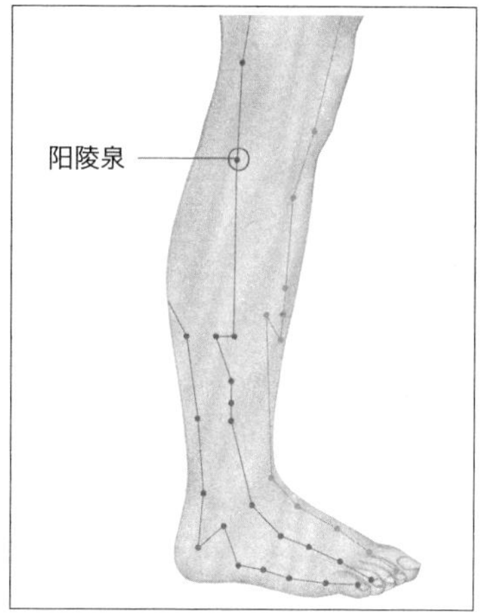

一般来说，处理胆的问题，用以上三步即可解决。如果有些症状比较突出，就可以在以上三步外加一个或几个穴位（部位），以增强效果。

◆ 胆经主要穴位图

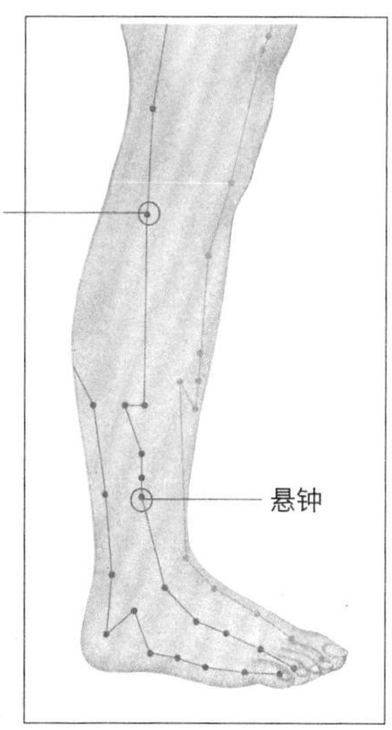

（治疗口干、呕吐、胁下胀痛、半身不遂、胆石症、胆绞痛、肩周炎、落枕、偏头痛等）

（主治偏头痛、急性腰扭伤等）

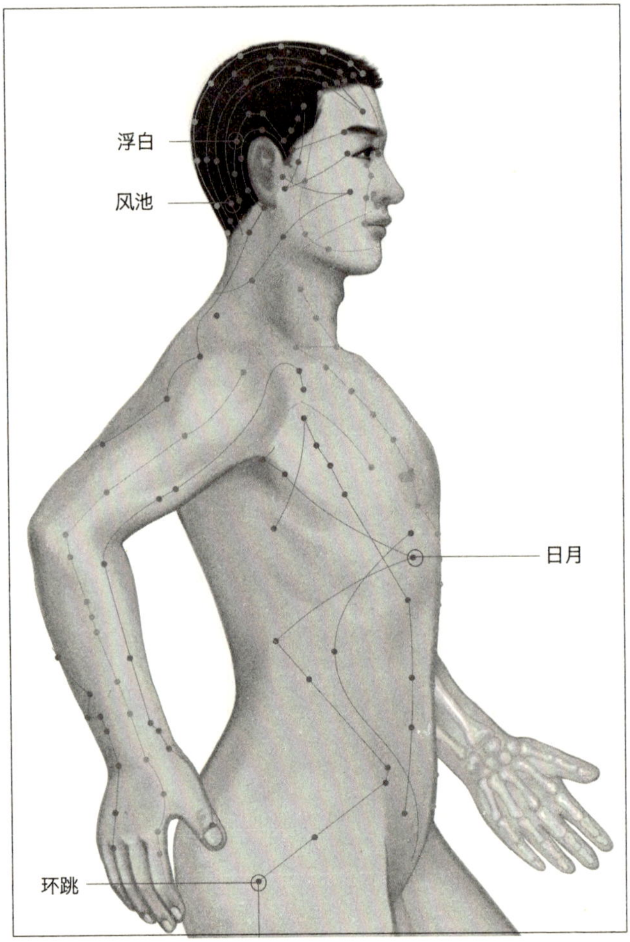

（主治头痛、耳鸣、耳聋、胆囊炎等）

（治疗感冒、颈椎病、落枕、头痛、眩晕等）

（主治口苦、呕吐吞酸、胆囊炎、胆石症、肋间神经痛等）

（治疗腰痛、坐骨神经痛、半身不遂等）

三焦是孤府：容纳脏腑『胸腔』大

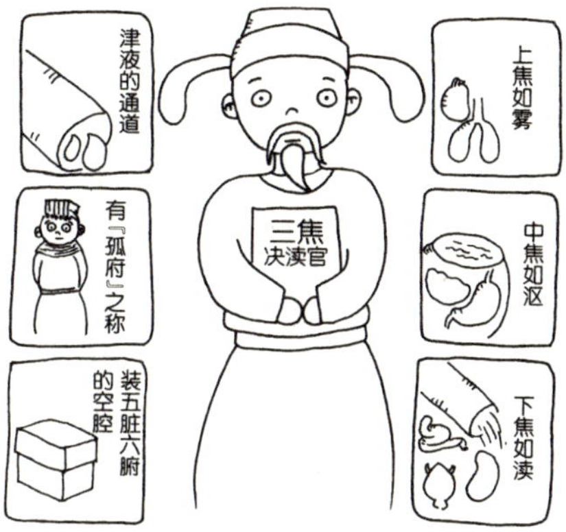
上焦如雾
中焦如沤
下焦如渎
三焦
决渎官
津液的通道
有『孤府』之称
装五脏六腑的空腔

三焦是中医的“特产”

西医没有三焦之说，三焦是中医所特有的。《黄帝内经》中说：“三焦者，决渎之官，水道出焉。”“渎”是水渠、水沟之意，“决”是挖掘、打开的意思。“决渎之官”，就是说三焦是兴修水利、疏通水道的官，类似于现在的水利部门。所以，三焦又称作“水道”，中医讲通调水道，这个“水道”就是三焦。

三焦到底是什么？这个问题让很多人头痛不已。其实，三焦有两个含义：一是六腑之一的三焦，是脏腑之一；二是部位划分的三焦，是区别人体部位的，分为上焦、中焦和下焦。下面我们分别讲述。

①脏腑之一的三焦。在人体十二脏腑中，三焦最大，有“孤府”之称。明代张景岳在《类经》中说，三焦是“藏府之外，躯体之内，包罗诸藏，一腔之大府也”。可见三焦在人体五脏六腑中的地位十分重要。

其实，三焦就是人体内装五脏六腑的胸腔、腹腔膜，它就是通道，既是气的升降出入之通道，又是气化的场所，故有主持诸气、总司全身气机和气化的功能；同时，三焦也是运行津液的通道，全身的津液代谢，虽然需要由肺、脾、胃以及大肠、小肠、肾、膀胱等许多脏腑的协同作用来完成，但必须以三焦为通道，才能正常地升降出入。如果三焦功能发挥不正常，会形成小便不利、水肿等病症。

②人体部位划分的三焦，是将人体划分为上焦、中焦和下焦。上焦是指横膈以上的胸部，包括心、肺两脏，主要生理功能是通过心、肺的输布作用，将饮食所化生的水谷精气散布周身，所以说“上焦如雾”（雾，是形容水谷精气轻清弥漫的状态）。

中焦是指横膈以下、脐以上的腹部，包括脾胃在内。主要生理功能是腐熟水谷，运化水谷精微，为气血生化之源。又称为“中焦如沤”（沤，是形容水谷腐熟为乳糜的状态）。

下焦是指胃以下的部位和脏器，如小肠、大肠、肾和膀胱等。主要生理功能是向外排出糟粕和水液。又称为“下焦如渎”（渎，是形容水浊不断向下流动、向外排泄的状态）。

三焦有哪些作用呢？

①三焦有疏通水道、运行水液的功能，是人体水液升降出入的通路。全身的津液代谢，是由肺、脾、胃和肠、肾、膀胱等许多脏腑的协同作用完成的，但必须以三焦为水道，才能正常地升降出入。若三焦不利，可形成小便不利、水肿等病症。

②人体把五脏六腑装在一个大箱子里，它的名字叫胸腔、腹腔，这些统一装在三焦里面。“焦”与“椎”字相通，脊椎中胸椎（十二节）、腰椎（五节）、骶椎（四节）共分为二十一椎。上焦相当于上七椎的范围，包括肺、心及心包；中焦相当于中七椎的范围，包括肝、胆、脾、胃；下焦相当于下七椎的范围，包括肾、大小肠、膀胱。五脏六腑的背腧穴，大致按这一秩序排列。

三焦的问题波及全身

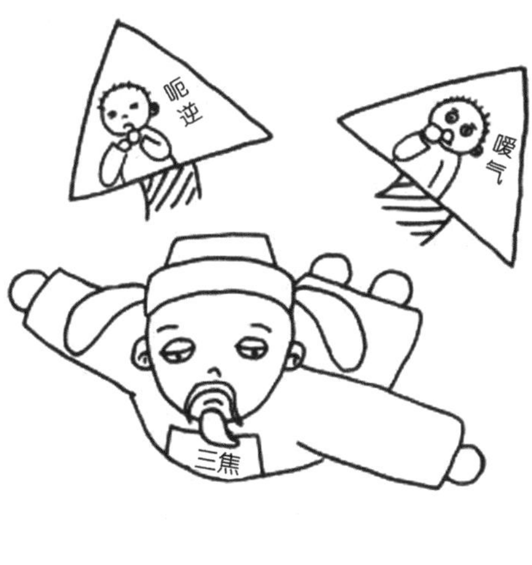

我有一次在外地讲学，其间经常和当地的朋友一起吃饭。每次都有个人在我们吃饭后抢着埋单，我很疑惑。吃了两顿，主办方的朋友才告诉我说，抢着埋单的人是他的一位老同学，他的女儿有病，想请我看看。

他的女儿 20 岁，正在读大学，这段时间打嗝频繁，每隔 2～3 分钟就发作一次，已经 9 天了，严重影响读书、饮食与休息，没办法只好请假在家。这几天，他带女儿看遍了当地的中、西医，吃了不少药，但未见好转。

患者回忆说，患病之前，和同学一起在外吃了一碗“刨冰”，吃得又多又急，吃完后感觉胃被冻住了，随后就开始打嗝了。

我让患者坐在椅子上，我站其身后，在患者打嗝发作时，用双手指尖点压耳垂后方的凹陷中的翳风穴，以其感觉疼痛难忍为度，持续了大约半分钟，停止治疗后，患者打嗝也随即停止。

随后，患者一家在我所住的宾馆停留了近两个小时未见发作，这才欢喜而去。第二天患者回复，治疗后一直未发作。

可能有人不明白为什么打嗝要点压翳风穴。这是因为打嗝的主要原因是胃失和降，中气不通。翳风穴是手少阳三焦经的腧穴，有疏通三焦之气的功能。三焦之气通畅，胃气和顺，打嗝自然就可停止。

治三焦三部曲：三步解决中医三焦系病症的方案

一般情况下，治三焦病症，用刮痧、拔罐的方法在人体三个部位施术就可以了。

第一步：背腧穴

以背部的三焦腧为重点并在其附近刮痧、拔罐。三焦腧是三焦之气汇集在背部的腧穴。

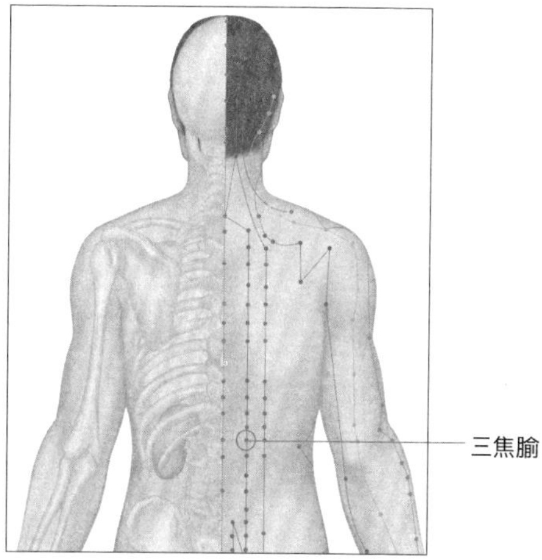

第二步：腹募穴

刮拭少腹部，并以石门穴为中心拔罐（留罐）。用中医三焦定位的方法，小肠居于少腹部。石门穴是三焦之气汇集在胸腹部的腧穴。

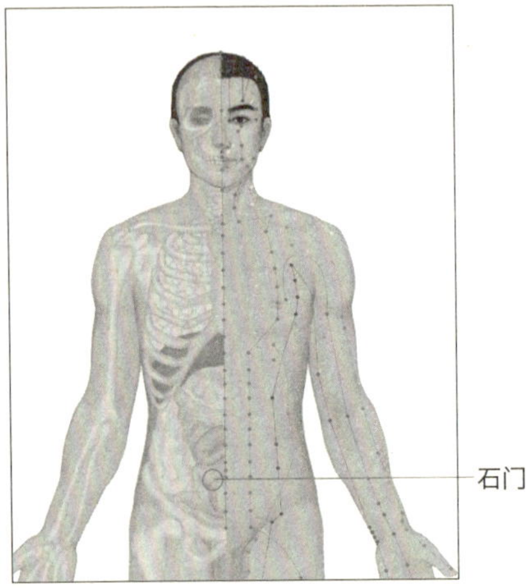

第三步：手臂三焦经

刮拭手少阳三焦经，重点在支沟、外关穴上刮拭、点按，非常重要。

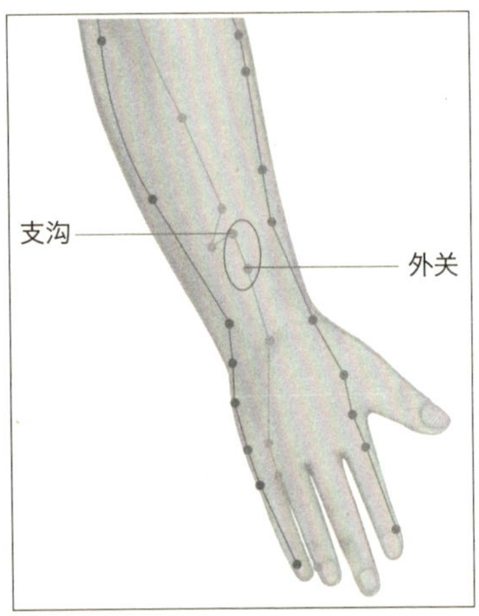

一般来说，中医处理三焦的问题，用以上三步即可解决。如果有些症状比较突出，就可以在以上三步外加一个或几个穴位（部位），以增强效果。

◆ 三焦经主要穴位图

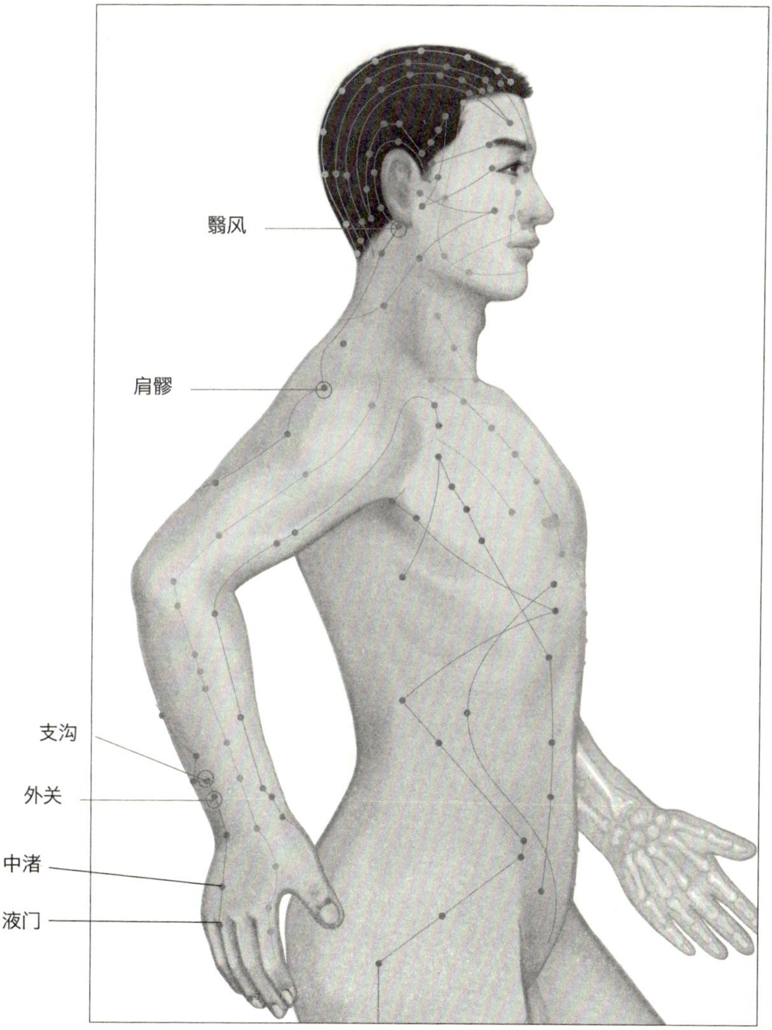

翳风：治疗周围性面神经麻痹、中风、牙痛、癔症、呕吐、呃逆、支气管哮喘等。

肩髎：可治疗肩关节周围炎（肩漏风）。

支沟：治疗便秘。

外关：治疗感冒、颈椎病、落枕、急性腰扭伤。

中渚：治疗头痛、目赤、耳鸣、耳聋、咽喉肿痛、肩周炎、落枕等。

液门：治疗感冒之鼻塞、恶寒、发热、头痛、目赤、咽痛等症状。

■ 刮痧疗法中最重要的手法

一、刮法

以刮痧板的薄边、厚边和棱角在人体皮肤上进行直行或横行的反复刮拭，称为刮法。操作要领如下：

1. 拿刮痧板法：用手握着刮痧板，须用薄边和薄边棱角进行刮痧治疗时，刮痧板厚边贴紧掌心；须用厚边和厚边棱角进行治疗或保健时，刮痧板薄边贴紧手掌心。

2. 刮拭方向：颈、背、腹、上肢、下肢部从上向下刮拭，胸部从内向外刮拭。

3. 刮拭角度：刮痧板与刮拭方向保持 45° ～ 90° 角。

4. 补刮、泻刮、平补平泻刮法主要根据刮拭的力量和速度来区分：补刮力量小（轻）、速度（频率）慢；泻刮力量大（重）、速度（频率）快；平补平泻力量适中、速度（频率）适中或力量小（轻）、速度（频率）快，再或力量大（重）、速度（频率）慢。

5. 需要治疗时，一般以刮痧板薄边为着力点，着力于患者皮肤进行刮拭，应尽可能让患者皮肤出痧；需要保健时，一般以刮痧板厚边为着力点着力于患者皮肤进行刮拭，不必一定让患者出痧。

注意事项：用刮法时应用力均匀（包括上下、内外、左右），刮拭部位应尽量拉长。同时，应先在待刮拭的皮肤上涂擦刮痧润肤油或润肤乳。

二、边揉法

用刮痧板厚边在施治皮肤上或刮痧出痧部位并以病灶点附近为其重点，进行前后左右、内旋或外旋揉动的方法，称为边揉法。

操作要领：手握刮痧板，以薄边对掌心，厚边为着力点，着力于患者皮肤，将手腕及臂部放松，使手握刮痧板，腕部灵活自如地旋动。动作应连续，着力由轻渐渐加重，再由重渐渐减轻，均匀持续而轻柔地旋转，根据具体施治部位局部软组织及肌肉的薄厚，决定施力之轻重。

注意事项：用刮痧板厚边着力于患部，以腕的回旋随之移动，避免触打或跳跃。此法适用于全身各部位，局部操作时间以 20 ～ 30 次或 5 ～ 10 分钟为宜。

三、角揉法

用刮痧板厚边棱角在人体体表穴位、病灶点附近进行回旋摆动运动，称为角揉法。

操作要领：手握刮痧板，以厚边棱角边侧为着力点或厚边棱角面侧为着力点，着力于患者皮肤（穴位或病灶点），并附着其上（吸附在皮肤表面不移动，但带动皮肤下面的组织搓揉活动，且用力可轻可重），施以旋转回环的连续动作。

注意事项：用刮痧板厚边棱角着力于患部皮肤穴位处或刮痧、走罐出痧后的病灶点处。

四、角推法

用刮痧板厚边棱角在人体肌表的一定部位（穴位或病灶点）稍施压

力，做单方向直线推移运动，称为角推法。

操作要领：手握刮痧板，以刮痧板厚边棱角面侧为着力点，着力于体表穴位或病灶点，施术者上肢肌肉放松、沉肩、垂肘、悬腕，将力贯注于刮痧板厚边棱角面侧，并有节奏地往返呈直线向前推进，注意用腕部的摆动带动刮痧板厚边棱角的摆动，使之产生持续均匀的推力与压力作用于经络、穴位、病灶点。

注意事项：刮痧板厚边棱角着力于体表，施推过程中，腕部要摆动自如、灵活，不可跳跃或略过。此法可作为刮法出痧后的配套手法，亦可单独使用（但须先涂刮痧润肤油或润肤乳）。

五、按法

用刮痧板厚边棱角面侧着力于一定的腧穴或体表部位上，逐渐加深施力，按而留之，谓之按法。

操作要领：手握刮痧板，以刮痧板厚边棱角面侧为着力点，着力于施治部位或穴位，由浅入深而缓慢地着力，以臂腕之合力以贯之。用力平稳，逐渐加重，当达到一定深度（以受术部位有明显酸、麻、胀、痛感为度），稍作停留（5 ~ 10 秒），然后轻缓提起，一起一伏，反复十余次。

注意事项：刮痧板厚边棱角面侧与肌肤做直上直下的按压，胸肋部一般禁用。

六、点法

用刮痧板棱角（厚面、薄面均可运用）着力于施治穴位或部位，用力按压深层组织的手法，称为点法。

操作要领：手握刮痧板，以刮痧板厚边棱角边侧为着力点或以刮痧板薄边棱角边侧靠棱角端为着力点，着力于体表一定的穴位。本法是一种较强的手法，用力要逐渐加重，使患者产生强烈的得气感（酸、麻、胀、痛的感觉）。点法在治疗中，一般都针对肌肉较丰厚的穴位或病灶点，以及关节缝隙、骨头之间的狭小部位等，如环跳穴可用刮痧板厚边棱角点，膝眼穴可用刮痧板薄边棱角点。

注意事项：本法作用于人体上，刺激是很强烈的，一般以刮痧板厚边棱角着力为主，薄边棱角着力少用（仅用于膝眼等穴）。操作中忌用暴力，而应按压深沉，逐渐施力，再逐渐减力，反复操作。亦可在使用时略加颤动，以增加疗效。

七、拍法

以刮痧板面为工具拍击需施治穴位或部位，称为拍法。

注意事项：施术者以单手紧握刮痧板一端，以刮痧板面为着力点在腕关节自然屈伸的带动下，一落一起有节奏地拍而打之。一般以腕为中心活动，带动刮痧板拍打为轻力；以肘为中心活动，带动刮痧板拍打为中力。在拍打施力时，臂部要放松，着力大小应保持均匀、适度，忌忽快忽慢。此法常用于肩背部、腰部及上下肢，如肘窝和腋窝。

注意事项：操作中不宜用暴力，小儿及年老体虚者慎用。

八、颤法

以刮痧板厚边棱角点按住施治穴位或部位，以腕部做连续性快速(高频率）而细微摆动动作，使病人体内产生舒适的颤抖感觉，称为颤法。

操作要领：手握刮痧板，以刮痧板厚边棱角边侧或厚边棱角面侧为着力点，着力于施治部位。在操作过程中以腕的自然而有节奏的颤摆使施治部位（穴位）产生颤动、舒适、松弛的感觉。常用于头部、腹部及四肢关节缝隙。

注意事项： 刮痧板厚边棱角不应离开施术部位的体表。

九、啄法

手握刮痧板，以腕部自然的上下屈伸的摆动带动刮痧板，以刮痧板厚边棱角着力于施治部位啄击，称为啄法。

操作要领：手握刮痧板，以刮痧板厚边棱角边侧为着力点，与体表垂直，着力于体表一定部位，着力须均匀，用力轻而适中，不可太大。主要适用于背部、臀部深部穴位，以刺激腧穴、兴奋神经、调和气血。

注意事项： 手法施力的大小应根据患者的体质、病情和部位而定，如头部应力轻、幅度小、频率快，背部则幅度大、频率慢。

十、摩法

以刮痧板面附着在一定的皮肤上，以腕关节为中心，做有节律的环旋运动，称为摩法。

操作要领：患者坐或卧位，医者手握刮痧板，以刮痧板面为着力点，或手握刮痧板，以刮痧板厚边棱角边侧为着力点，附着于施治部位，肩臂放松，和缓协调，频率适中。环转移动力量大于向下之压力。

注意事项： 用摩法时应先在皮肤上涂上刮痧润肤油或润肤乳。

十一、擦法

以刮痧板面紧贴于病人施治皮肤，做直线往返的摩擦运动，使之产生热量并向身体深部透入，称为擦法。

操作要领：用医者手掌吸附刮痧板的一面，另一面吸附患者皮肤，其用力的形式是向前推和向后拉，刮痧板面仅贴在皮肤上，一般不用力下压。擦法须直线往返，在一个部位上操作应一气呵成，不能停顿，且用力平稳，速度一般为 100 次 / 分左右。

注意事项： 擦法要达到的目的是使热渗透体内，而不是使皮肤发烫，另外，在用擦法之前应在皮肤上涂上刮痧润肤油或润肤乳，以免擦法所产生的热量灼伤皮肤。擦法后在施治部位用热毛巾搭盖，其效果更佳。

十二、叩击法

手握刮痧板，以刮痧板厚边用力快速而垂直地击打病人体表部位，给病人一种较强烈的冲击感，称为叩击法。

操作要领：手握刮痧板，以刮痧板厚边为着力点，着力于施治部位，操作要有节奏，一起一落击打时要干脆利索。另外，速度、力量要均匀。

注意事项： 主要用于肩背和下肢，使病人不通的地方恢复通畅，不协调的功能恢复正常。严重心脏病患者及体虚者慎用本法。

第五章

任督二脉，气血通调身康泰

任脉能妊养胎儿，与女子经、带、胎、产的关系密切。所以，与女子怀孕、月经关系密切的妇科方面的疾病，主要都应从调理任脉着手。督脉属奇经八脉，属阳经，又称『阳脉之海』，具有调节全身阳经经气的作用。

气郁和乳腺增生：膻中拔罐，消气散瘀疾病除

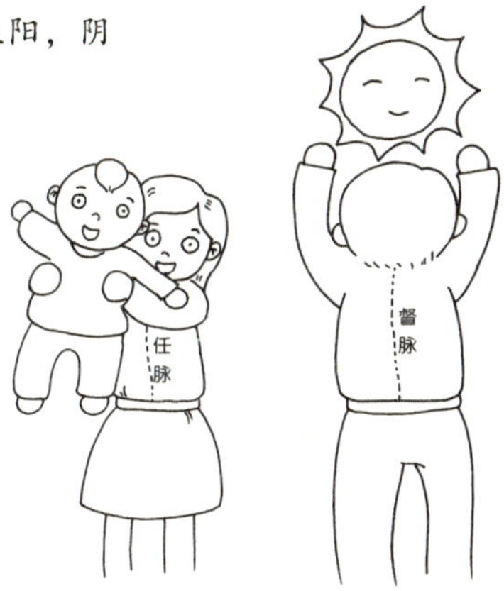

任脉主阴，督脉主阳，阴阳协调健康来

任脉是人体奇经八脉之一。“任”字，有担任、妊养之意。任脉总任一身的阴经，与全身所有的阴经相连，凡精血、津液均为任脉所主，故称为阴脉之海。任脉能妊养胎儿，与女子经、带、胎、产的关系密切。所以，与女子怀孕、月经关系密切的妇科方面的疾病，主要都应从调理任脉着手。

督脉呢?《庄子·养生主》曰：“缘督以为经，可以保身，可以全生，可以养亲，可以尽年。”督是督脉，人体的经络系统主要分为十二正经和奇经八脉，

督脉属奇经八脉，属阳经，又称“阳脉之海”，具有调节全身阳经经气的作用。庄子认为，抓住督脉这条主线进行养生，就可以健康长寿了。

有一次，朋友介绍了一位 30 岁左右的女性患者给我。这位女士原来在一家外企工作，是一个部门的主管，标准的“白骨精”类型。一个月前，由于公司业绩滑坡，公司决定要裁掉一些员工。公司老总给她下达了裁员指标，这让她很为难，天天都在考虑该裁谁、不该裁谁的问题。

最终，公司裁员名单下来了。让她做梦都没想到的是，她自己居然也在被裁之列，一点思想准备都没有。这个“突发”事件对她打击很大，严重伤及自尊心，她一下变得精神抑郁、表情淡漠，而且严重失眠，神情呆痴，说话语无伦次，叹息不已，整天都在想自己为什么会被公司裁员，根本没办法正常工作、生活。最近，她又发现乳房疼痛，到医院检查是乳腺增生，医生想让她手术治疗。

在西医看来，前面的症状是精神类疾病，后面的症状是妇科疾病，完全属于两类不同的疾病，需要用不同的方法治疗。

但是，在中医看来，前者属癫狂，后者属乳癖，虽然是不同的疾病，但患病的原因都是气机郁滞。气机郁滞可出现癫狂，气滞不解可致血瘀，而致乳腺增生。所以，虽然表现症状不一样，但治疗的方向是一样的。

治病如打仗，找到关键部位最为重要，膻中穴就是治疗这两种病的关键点。膻中穴是八会穴中的气会穴，也就是主管“气”的穴位，位于两乳之间，属任脉。膻中穴是宗气会聚之处，宗气的主要功能是推动肺的呼吸和心血的运行。所以，刺激膻中，能够温煦四肢百骸，维持它们的正常生理活动。

在膻中穴处拔罐具有开胸理气、调畅气机的作用。膻中又是心包经募穴，为心气会聚之处，故治疗癫狂、乳癖有很好的效果。

操作很简单，单取膻中穴留罐。第一次我亲自给她拔罐，一边治疗一边教她的家人使用，让家属每隔五天左右为她拔罐一次，以留罐处瘀斑消退为标准，同时配合服用中成药逍遥丸。

三个月后，反馈信息说，患者乳房疼痛、精神抑郁等症状基本消失，已经回到了工作岗位。

感冒、发烧：单取大椎也能有显效

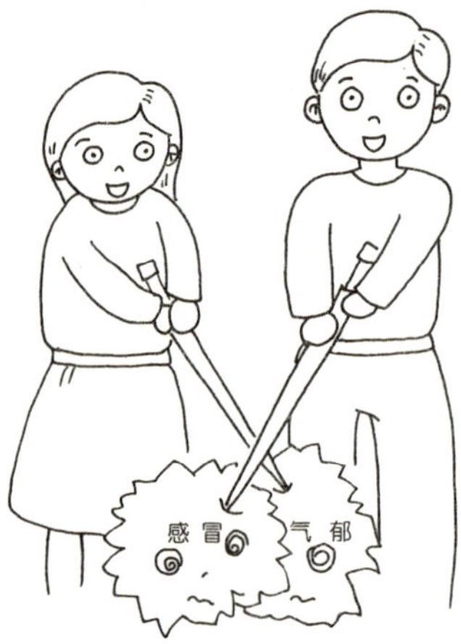

有一次，在一个刮痧、拔罐培训班上课时，我发现一位学生一把鼻涕一把泪，不断用纸巾擦拭。

课间休息时，询问得知，这位同学来自南方，头一天，在宾馆看见窗外阳光明媚，一高兴就穿着一件薄毛衣跑去逛长城了。结果，回到宾馆，晚上就开始流鼻涕、怕冷、发烧、全身疼痛。殊不知，南北方气候差异大，南方即使是冬天，只要一出太阳，天气马上就会暖和起来；北方则不如此，即使是大太阳，冬天也一样寒冷。白天爬长城当了回好汉，晚上就当

“病汉”了。

他因为大老远跑来的，机会难得，所以硬撑着来听课。我上课时讲拔罐手法，正好用这位同学来做模特，在示范的同时，也给他治病了，一举两得。我单取督脉上的大椎穴留罐，力度较强，时间 30 分钟左右，起罐时大椎穴周围皮肤已呈紫黑色。

起罐后，这位同学不流鼻涕了，感觉烧也退了。他说留罐的时候，有股风从体内向外排。第二天上课时，症状已经完全消失了。

中医认为感冒主要是风邪从口鼻或皮肤侵入人体，导致肺卫不宣，卫气被郁遏，阳气不能正常通达全身，因而出现恶寒（怕冷）、发热等症状。

《针灸甲乙经》说：“伤寒热盛，烦呕，大椎主之。”大椎为督脉与手足三阳经的交会穴，具有解表退热、散寒通痹、振奋阳气的作用，对各种类型的感冒、发烧都有很好的效果。我的经验是使用刮痧、拔罐来治疗感冒，越早使用效果越好。

这件事情过去之后，有一年，我去了这位同学所在城市，这位同学在当地已经教了 100 多名学生，这些学生多是当地的下岗职工，主要在桑拿洗浴中心做专职刮痧、拔罐工作，通过了解得知，他们的收入还不错。

因为我的到来，他们特地举办了一个见面会，来了 100 多人。这些人原来都只在书上和光盘里见过我，这次见到本人了，很高兴，现场气氛很热烈，排着队让我在书上给他们签名。说是见面会，其实主要是我给他们上课。课后，我留了一点时间和他们交流，我问他们，在桑拿洗浴中心工作时，治疗最多的病症是哪些？他们告诉我，除了腰腿疼、肩周炎、颈椎病外，最多的就是感冒。学员还说，很多人都知道，感冒了，吃药得好几天才好，花费还不少。但刮痧、拔罐一般一次就好，花费还少。当地很多人现在发现感冒了，就到桑拿洗浴中心蒸桑拿，同时刮痧、拔罐，大多一次就好了。

这次交流让我印象很深，刮痧、拔罐这样简单的自然疗法，又快又省钱，只要大家知道了，一定会喜欢的。

◆ 任脉主要穴位图

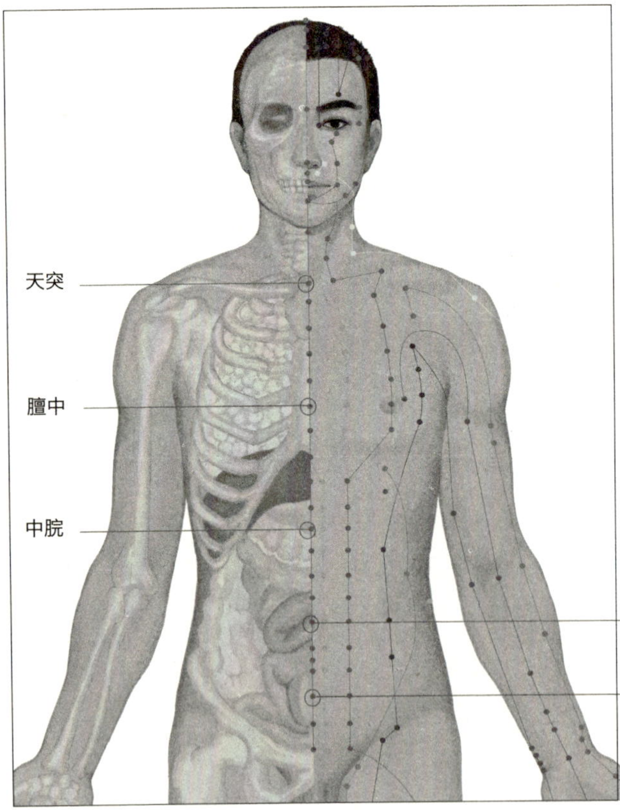

天突：治疗哮喘、咳嗽、咽喉疼痛、呃逆、梅核气等。
膻中：治疗心脏病症，如心悸、胸闷气短、失眠、焦虑、心律失常等。
中脘：主治胃肠痉挛、胃痛、胃下垂、胃肠炎、消化性溃疡、呕吐、痿症等。
神阙：主治休克、腹泻、便秘、前列腺增生、阳痿、自汗、盗汗、乳腺增生、荨麻疹、哮喘、脱肛等。
关元：治疗妇科病如痛经、习惯性流产、子宫出血、产后尿潴留等。

◆ 督脉主要穴位图

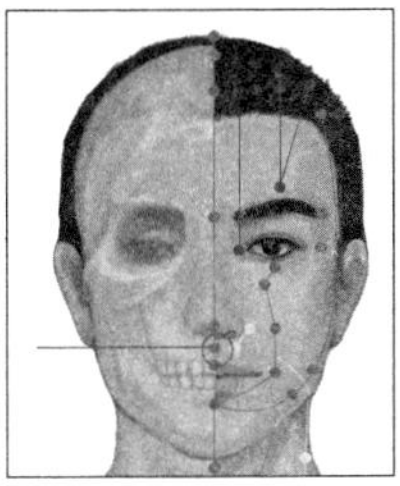

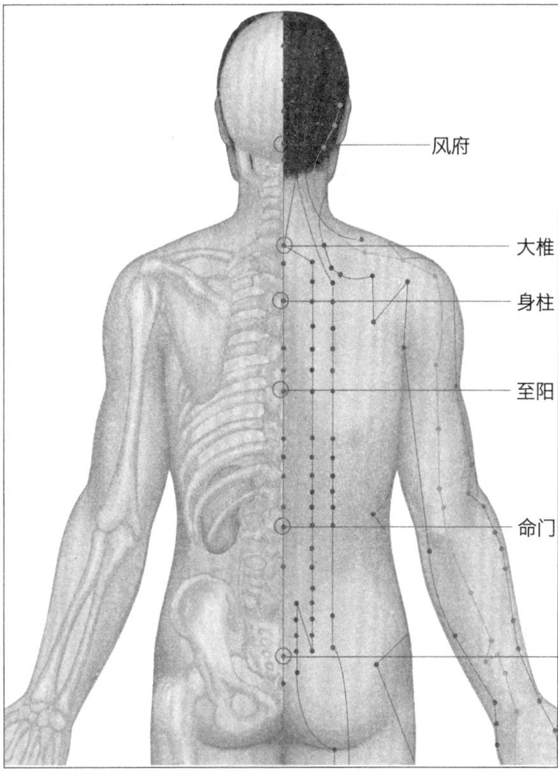

人中： 多用于晕厥、休克、昏迷、癫痫发作、小儿惊风之急救。也用于晕车、晕船、晕机、急性腰扭伤等。

百会： 对治疗低血压、脱肛、子宫脱垂、遗尿有很好的疗效。

风府： 主治风邪之患，如头痛、眩晕、中风、咽喉肿痛等。

大椎： 对于各型之外感（感冒）以及外感所致的高热、咳嗽、哮喘均有很好的作用。

身柱： 治疗哮喘、支气管炎、百日咳、背寒肢冷、痤疮等。

至阳： 治疗冠心病、心绞痛、心律不齐、肝炎、胆囊炎等病症。

命门： 主治阳痿、遗精、前列腺炎、糖尿病、月经不调、不孕不育、腰脊痛、完谷不化等病症。

腰腧： 治疗腰椎间盘突出症、月经不调、痔疮等。

拔罐的三种方法

一、闪罐法

罐体在某一部位（如穴位、病灶点）并立即使之脱落的一种手法。分为浅吸闪罐法和深吸闪罐法（响罐法）两种。

1. 浅吸闪罐法

使罐体吸附在应附的部位上（罐体内吸入皮肤肌肉较浅），立即提拉罐体使之脱落，反复多次，至皮肤潮红，以每个部位 10 ～ 30 次为度的一种手法。通过对某一部位进行吸紧（牵拉）、放松的物理刺激，使局部经络气血呈现“充盈—输布—再充盈”的过程，使局部经络气血运行状态得以调整、营卫状况得以改善。此法多用于风寒束表、局部肌肤麻木、疼痛、病位游走不定的病症以及颜面部穴位的拔罐。

2. 深吸闪罐法

又称响罐法。操作方法基本上同浅吸闪罐法，只是罐体内吸附皮肤肌肉较浅吸闪罐法深，故提拉脱落时常发出响声，故而又名“响罐法”。须在闪罐部位先涂抹刮痧润肤油方可使用。功效原理基本与浅吸闪罐法相同，只是吸力增大，刺激量比浅吸闪罐法大。此法多用于病变较深，且病变部位较局限的病症。

二、留罐法

也称坐罐法，指罐体吸附在选定的部位、穴位或病灶点上，且留置一段时间（10 ～ 30 分钟）的一种拔罐手法。分为单罐法、多罐法、散罐法、发泡罐法、提按罐法、摇罐法、转罐法等手法。

1. 单罐法

即治疗时只单独使用一个罐体的方法。适用于病变单一或局限的病症。如心律不齐、心慌选内关穴；大便不正常选天枢穴；头痛选太阳穴；落枕选肩井穴；胃痛选中脘穴等。

2. 多罐法

即治疗时同时使用多个罐体的方法。适用于病变广泛的病症。治疗时又分排罐法、密排法和疏排法三大类。

①排罐法。将多个罐体吸附于某条经络或特定部位上（如某一肌束）的一种手法。拔罐时应遵循“从上而下”的顺序，即先拔上面部位，后拔下面部位。如坐骨神经痛可在足少阳胆经之环跳、风市、阳陵泉、悬钟穴，足太阳膀胱经之秩边、殷门、委中、承山穴上拔罐。肥胖病人可在背部夹脊穴从上而下拔罐。

②密排法。多个罐体相对密集吸附在某一部位，罐体与罐体之间只相隔 1 ~ 2 厘米，注意罐体与罐体之间不可太近，否则会出现罐体间相互牵拉所致的局部疼痛与损伤。此手法多用于病变局限、症状明显、体质较好的患者。

③疏排法。多个罐体吸附在某一部位，罐体与罐体之间相对疏远，间隔 5 ~ 7 厘米。此手法多用于病变广泛、症状较多而主症不明显、体质较差的患者。

3. 散罐法

指全身吸附罐体之间相隔较远的方法。此手法多用于全身病症较多的患者。如心律失常患者选膻中穴、内关穴、心腧穴等；肩周炎患者选肩井穴、肩髎穴、曲池穴、条口穴等。

4. 发泡罐法

指使拔罐罐体吸附部位出现水泡现象的一种手法。使吸附部位出现水泡现象，一是可通过增加罐内负压，延长吸附时间来实现；二是水湿、酒湿之邪盛，感冒等患者10分钟左右可自己出现水泡。这种现象与药物敷贴、发泡灸法相似。但本法之水泡散在表皮，无痛苦，除有治疗作用外，还有强壮作用，对正气不足、免疫力低的患者提高正气和增强免疫力有一定作用。起罐后皮肤上出现的水泡一般不必挑破，1～2天后可自行吸收消失。若须挑破或已破溃，用医用酒精涂抹即可。注意瘢痕体质者禁止使用本法。临床上对哮喘、心下痞硬患者可选膻中穴、巨厥穴进行此法。

5. 提按罐法

用手提起吸附肌表的罐体，随即按下复原，力量逐渐加大，但以罐体不脱离肌表为度，如此反复20～30次。此法可使罐体内吸附的肌肤上下震动，以增加拔罐功效，震荡相应经络腧穴、脏腑气血，促进气血运行，振奋五脏六腑。此手法常用于腹部，对胃脘不适、消化不良、小儿疳积、泄泻、痛经等症有较好效果。

6. 摇罐法

用手握住已吸附着肌肤的留置罐体，均匀、有节奏地在水平面做上下（或前后）左右的摇动，以一个部位20～30次为宜。此法通过对局部的反复牵拉，可增加刺激量，提高疗效。操作时，力求做到手腕放松、力量柔和、动作协调均匀，切忌速度太快与生硬，以病人自感放松、舒适、能耐受为度。

7. 转罐法

用手握着已吸附着肌肤的留置罐体，慢慢地使罐体向左水平旋转90°～180°，然后再向右水平旋转90°～180°，一个左右转动为一次，反复10～20次。转罐法因扭力较大，可造成更大的牵拉，比摇罐要强烈，可放松局部肌肉组织，促进气血流动，增强治疗效果。操作时注意使用此手法前须在施术的肌肤上涂抹刮痧润肤油，手法要轻柔，以患者能忍受为度，忌用强力。多用于软组织损伤如腰肌劳损等深部无菌性炎症所致的局部疼痛。

三、走罐法

又称行罐法、滑罐法、推罐法、拉罐法、移罐法。指用手握住已吸附着肌肤的留置罐体，在皮肤上移动（启动时，前进方向罐体口可稍提起、后部边着力肌肤、速度可快可慢，视病情、部位与治疗需要上下左右移动），以皮肤上出现红、紫、黑色斑为度的一种手法。此手法作用力度、面积都较大，与刮痧疗法有相似之处。

操作前应在待走罐的部位涂上刮痧润肤油，否则易出现皮肤损伤和疼痛。一般背部走罐宜上下移动；胸部肌肉丰厚的男性，可按肋骨走行方向来回移动；上下肢、腹部宜旋转移动（顺时针、逆时针方向均可）。

此法广泛应用于经络气血不通、脏腑功能失调、外感等病症，如腰痛、肩周炎、坐骨神经痛、感冒发烧、高血压、支气管炎、哮喘、慢性胃肠炎、痤疮等病症，且效果颇佳。常用走罐法有以下三种：

1. 浅吸快移法

使肌肤吸附于罐体内3～5毫米，移动速度为每秒30～50厘米，以皮肤微红为度。适用于体虚年迈、儿童和病情表浅者，如末梢神经炎、轻度感冒等。

2. 深吸快移法

使肌肤吸附于罐体内 5 ～ 8 毫米，移动速度为每秒 15 ～ 30 厘米，以皮肤表面红紫色为度。适用于经络气血不通、脏腑功能失调等多种病症。使用部位常以背部膀胱经即背腧穴为主。

3. 深吸慢移法

使肌肤吸附于罐体内 8 ～ 12 毫米，移动速度为每秒 3 ～ 5 厘米，以皮肤表面紫黑色为度。适用于久寒痼冷、经络气血阻滞日久、筋脉肌肉失养等病症。如肌肉萎缩、中风、半身不遂、腰椎间盘突出症、坐骨神经痛等。

第六章 脊柱护好，一直年轻不会老

小型电台发射塔是用钢做的。但是，钢制发射塔周围却用了不少钢索拉着，与地面固定，这样才能保持电台发射塔正常直立。同样，人的脊柱也必须有肌肉、韧带的牵拉才能保持正常。发射塔两边的钢索必须是一样的力量，发射塔才能保持正常，人的脊柱也一样。

脊柱就像发射塔，肌肉和韧带就好比是支撑的钢索

在肌肉上刮痧，疏通气血，就好比让发射塔两边的钢索保持平衡

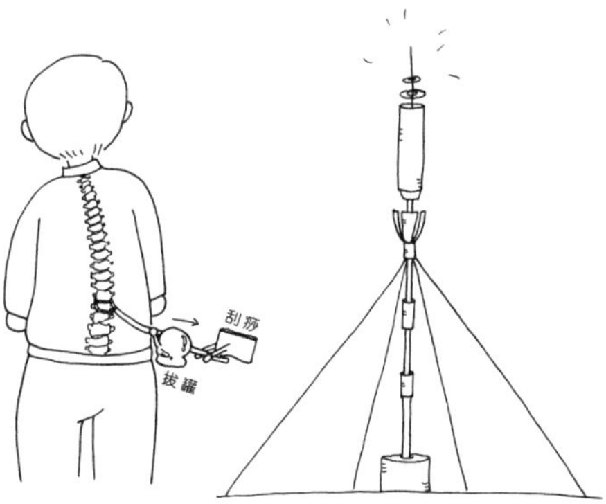

曾经有位学西医的朋友很疑惑地问我："脊柱问题在西医就是直接手术，而刮痧、拔罐却是在肌肉上施术，如何能治疗脊柱的问题呢？"

其实，这是非常典型的中西医不同思维方式的问题。西医认为脊柱的问题，比如腰椎间盘突出，用手术的办法把突出部分切掉就可以了，直接、简单。但是却没有想过，这样做缺点有很多：花费高，手术的花费就不用多说了；风险大，手术都有风险，每年都有因手术致残、致死的报道；复发问题，很多患者以

为手术能一劳永逸，可是事实绝非如此。

而中医讲“取类比象”，不会单一地看待一个问题。我经常用发射塔来比喻脊柱，大家都见过小型电台发射塔是用钢做的。但是，钢制发射塔周围却用了不少钢索拉着，与地面固定，这样才能保持电台发射塔正常直立。同样，人的脊柱也必须有肌肉、韧带的牵拉才能保持正常。发射塔两边的钢索必须是一样的力量，发射塔才能保持正常，人的脊柱也一样。

或者打个更简单的比方，就像拔河比赛，脊柱就好比绳子中间的那个点。只有当拔河双方的人数和力度都一样，绳子才不会向一边偏移。如果有一边走了一个人，或者一个人没有使劲，那么绳子肯定会移向另一边。

同样的道理，如果脊柱两侧的肌肉有一侧经络不通，出现结节、板结、钙化，另一侧相对正常，那么脊柱两侧的肌肉拉力就不一样了，结果就可能导致脊柱出现疾病。

刮痧、拔罐治疗脊柱问题，比如治疗腰椎间盘突出，原理就在于它能解决腰椎间盘两侧的肌肉拉力的平衡问题。刮痧、拔罐主要施术于患侧肌肉，通过出痧的方式将患侧肌肉的经络打通，使之恢复正常。两侧肌肉的拉力平衡了，脊柱就能保持正常，腰椎间盘突出不就解决了吗?

我在课堂上经常用这样通俗的比喻来讲，很多原先怎么也想不通这个问题的人，听了课之后，都恍然大悟。向我请教的那位西医学生就是这样，听我讲完之后，说他有茅塞顿开的感觉，好像又看到了另一种风景。孔子曰：“朝闻道，夕死可矣。”不知是不是这种感觉?

脊柱的问题是『坐一族』的高发问题

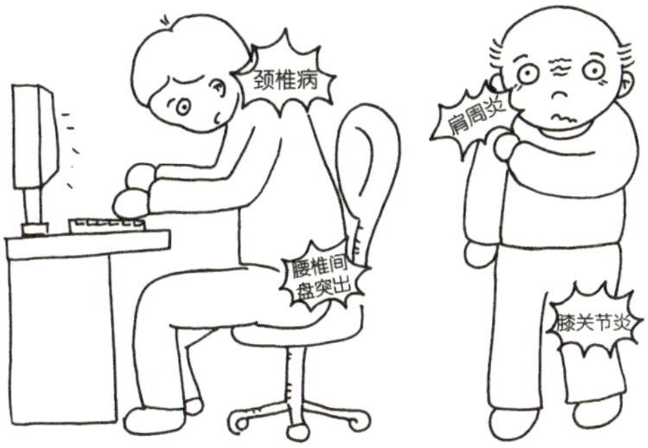

腰椎间盘突出：脊柱的问题也要从肌肉下手

前几年，有一位腰椎间盘突出症患者给我留下了很深的印象。当时我在一个城市讲课，现场听课者有600多人，讲课中间我想找位患者现场示范治疗一下，话刚出口，现场就有20多位学员迅速举起了手。

我现场找人示范治疗有两个原则：一是临时在现场找，绝不提前预约；二是对有此病的众多患者，现场找学员进行“选举”，择其重者治疗。我觉得这样才是比较公开、公正的方法。

我让 20 多位举手者都到讲台前，让他们在大家面前做弯腰、后仰动作，然后在现场找了三位 70 岁以上的老者，让他们在 20 多名候选人中推荐一位最严重的患者上台。

正在大家热议之时，主持人悄悄走到我旁边，在我耳旁低声说道："王教授，赶快在其中选一位吧！"我很奇怪："为什么？"

主持人说："后面来了一个坐轮椅的患者。"我放眼看去，会场的最后一排，一人推着轮椅，一人拿着拐杖，正缓慢地向讲台靠近。我这才明白主持人的"良苦用心"，他是怕重病号上来让我为难。我对主持人讲："不急。"当坐轮椅的患者走到前面时，毫无争议地被大家一致选中。

这位患者是一位学员的父亲，70 多岁，因腰椎间盘突出症造成活动受限，坐轮椅已经 3 年。在家人的搀扶下，老人架着双拐，艰难地走上讲台。台下的学员看到这样的场面，先是在下面交头接耳了一番，后来就非常安静了。大家都在等待我的"表演"。说"表演"其实也不为过，因为我是在几百人的目光下进行治疗，全部过程暴露无遗。我问他腰痛多少年了，他说有 20 多年了。"真是一个能攒的人，攒什么不好，非攒病？"我心想。

我在患者腰骶部先刮痧，再走罐，然后留罐。具体部位是：

A. 背部正中线的督脉，从脊中开始刮至腰腧。在督脉上刮痧，手法一定要轻柔。督脉上一般不走罐和留罐。

B. 背部督脉两侧旁开 1.5～3 寸，从脾腧、意舍开始刮至白环腧、秩边，先刮痧，再走罐，然后留罐。腰骶部两侧迅即出现紫黑色的痧斑，皮下出现凹凸不平的结节。

C. 腿后侧足太阳膀胱经，从承扶开始刮至委中、委阳一线。并在承扶、殷门、委中留罐。

D. 腿外侧足少阳胆经，刮拭环跳、风市、阳陵泉，然后留罐。

操作全过程大约 30 分钟，完毕后，我让患者自己穿上裤子（刮腿时，工作人员将患者的裤子褪至脚面，没有脱掉），他在众目睽睽之下，居然自己弯腰穿上了裤子，台下一片哗然。

我再让他蹲下，他的亲属想过去搀扶，但被我制止，我说让他试试。患者脸上虽然有为难的表情，但还是按照我的要求做了，自己蹲了下来，又自己起来了。

我再让患者弯腰，他努力弯腰两手自然下垂，手掌能摸到膝盖。我扶着他，让他走几步，他在不撑双拐的情况下抬脚向前走，走了几步。我慢慢放开手，他好像很兴奋，已经忘了我没扶着他，自己在台上独自行走起来，台下响起了热烈的掌声……

我让患者说说自己的感受，他很激动，接过话筒，手都在颤抖，先给我敬了个礼，然后对着会场说，他的腰痛了 20 多年，最近 3 年完全坐轮椅，行走需要架双拐，非常痛苦。这 3 年来，治疗费就花了几万元，没想到今天一次刮痧、拔罐，就能活动自如，觉得不可思议，太感谢了。我让患者自己把拐杖拿着走下去，他扛着拐杖就下去了。

膝关节疼痛：气血一通关节即刻变灵活

有一年，刚过国庆节，北京的夏日好像还不愿离去，而我则要暂离北京，去东北的一个城市讲课。

这次讲学活动是一家保健品公司的经理组织的，目的是通过免费讲学的方式，回馈老客户多年来对公司的支持。听课者有五六百人，把一个大礼堂挤得满满的。

讲课期间，有一个膝关节疼痛的病患给我留下了比较深的印象。当我讲到膝关节的刮痧、拔罐治疗方法时，想找个患者做演示，当时台下有 10 多人举手，都想让我亲自治疗。最后推举的病情最重的“代表”是一位 40 多岁的女性，膝关节能弯曲的弧度很小，基本蹲不下去。

她患病已经 6 年了，上厕所都蹲不下去，自己又下岗，多年的积蓄都因治病给花光了，现在靠母亲的一点退休金维持生活，病就这样一直拖着，生活之艰难可想而知。

我选取了膝关节周围的穴位：梁丘、双膝眼、委中、曲泉、膝阳关、阳陵泉，都是先刮痧，再留罐。双膝眼用刮痧板棱角进行点压。刮痧加拔罐共花了 20 多分钟，当我把她膝关节周围穴位上的留罐全部取下来的时候，她下意识地蹲下去提她的外裤（因为她当时已穿上秋裤了，所以就把她的外裤脱下，秋裤往上提，以露出膝关节进行治疗。她当时是站立位，一是她当时下蹲很吃力；二是当时听课的人很多，怕大家看不到操作过程）。

当她蹲下拉起落在地上的外裤站立起来时，就听到台下传来雷鸣般的掌声，原来台下学员已经发现了这个巨大的变化。上台时还不能下蹲的患者，经过现场 20 多分钟的治疗，没有打针，也没有吃药，却能自如地蹲下了，变化之大让人难以置信。

突然，有一位老人冲上讲台，与患者紧紧拥抱，相拥而泣，场面十分感人。原来，这是患者的母亲。过了好一阵，她们才从激动中平静下来，老人给大家讲述了女儿患病的痛苦、求医的艰难以及因病致贫的全过程，患者的表白非常真诚，也非常感人。作为一个医生，我很感动，也很开心，但也觉得很伤感。如果她们一开始就会这些简单的治疗方法，岂不是不用受这么多年的折磨了吗？

颈椎病：脖子的寒气，刮痧、拔罐最好除

有一天下午，我外出办事，原本以为要一个下午，结果一个多小时就办完了。事情办得很顺利，心情很不错，开车路过一家书店，一看时间尚早，难得空闲，决定进书店逛逛。

刚进书店大门不远，就有人拉了一下我的衣服，喊我“王老师”，把我吓了一跳。那个人握着我的手说：“您还认识我吗？您给我治过颈椎病……我现在颈椎没事了，多亏您啦。前几年一直在国外，回国后一直想请您吃顿饭表示感谢的。谁知手机丢了，把您的电话号码也弄丢了。今天陪儿子逛书店，没想到遇到您，今天一定要请您吃顿饭。”

经他一提醒，我想起来了。屈指一算，都是10年前的事了。10年前，有一次一位朋友请客，饭桌上，我看他吃饭时不停摇头晃脑，还不时用手按揉脖子。问了一下，原来他患颈椎病已经一年了，颈肩疼痛、头晕，手指也有些麻木。朋友们鼓动他，说让我刮痧治疗一下。因为是初次见面，他有点不太好意思麻烦我。

后来有一天，他突然不请自来地来到我的办公室，说一定要让我给他刮刮痧。原来，他今天开车外出时突然颈肩痛，头晕得厉害，已经没法开车了，用他的话来说是“一时间头都抬不起来，一阵天旋地转”。想到我，就打电话叫司机开车载他奔我这儿来了。

颈椎病治疗主要刮拭颈部正中线的督脉，过大椎，往下刮拭从第一到第五胸椎这段的督脉；同时，两侧从颈部风池穴到肩膀；再刮第一到第五胸椎这段旁开 1.5～3 寸的膀胱经；刮完后再在风池、大椎、肩井、天宗穴处留罐；随后，在上肢阳经的曲池、手三里、外关、中渚穴刮痧与点按。

颈背部出痧斑很多、很黑，皮下结节也很多，前后一共刮了 3～4 次。后来听说他出国了，也就没再联系了，没想到会在书店碰到。

当我买了几本书从书店出来时，发现他和他的夫人、儿子都在书店门口等我，说一定要请我吃顿饭。看他们很真诚的样子，我也就恭敬不如从命了。

在饭桌上得知，10 年前经我刮痧、拔罐治疗过几次后，他的颈椎一直到现在都很正常，病没有复发过。说到当年患病时的痛苦，这位朋友可谓心有余悸，讲述起来滔滔不绝，好像历历在目的样子。看来，当时的痛苦，真的是让他记忆犹新。

肩周炎：祛寒散瘀是刮痧、拔罐的拿手好戏

有一天，我因有事去找一位领导帮忙。刚进办公室，看见他正让一位工作人员给他拔罐，桌上放着一套真空拔罐器，一看就是新买的，工作人员不太会用，一边看说明书一边给他拔罐。

一看这情况，我就知道这次需要办的事一定没问题了。我跟领导说："我是专门研究刮痧、拔罐的，我来给你治疗吧。"

这位领导 53 岁，患肩周炎半年。那两天肩部疼痛剧烈，夜间更甚，几乎无法入睡，上举、外展、后旋等动作都很艰难。我到车上取来

刮痧板和刮痧油，真空拔罐就选用他们新买的。

刮痧、拔罐部位：

①在督脉从哑门刮至大椎，从大椎刮到至阳，在大椎穴留罐；

②从风池经肩井刮至巨骨一带，在肩井穴留罐；

③双侧背部从肩中俞、天髎一线刮至膈腧、膈关一线并走罐，重点在天宗穴留罐；

④在肩部的肩髃、臂臑、肩髎、臑会、臑俞、肩贞穴周围刮痧和留罐；

⑤在上肢曲池、外关穴刮痧和留罐，合谷穴处点按（用刮痧板厚边棱角）；

⑥在下肢足三里、条口穴刮痧和留罐。

治疗过程中，我看得出他还是比较疼痛的。不过这位领导很坚强，一直忍着。全部过程用时 40 分钟左右，起完罐后这位领导即刻活动自如，疼痛感也消失了。他大喜过望，不断活动患肢，好像有点不敢相信现实，我找他办的事当然也很顺利地办完了。

我告诉他过四五天痧斑退后再治疗一次。过了几天，我给他打电话，问他什么时候再治疗一次。他回答已经全好了，活动自如，也不疼痛，不用治疗了。

打完电话，我总觉得他是不是怕麻烦我才这么说。过了一个月左右，我因别的事路过他的办公室，顺便去看他。果然如他所说，活动完全自如，晚上也能睡好，气色好了许多，真是人无疾病精神爽。

■ 刮痧的时间选取

1. 刮痧时间

用刮法手法中的泻刮或平补、平泻手法刮痧时，每个部位刮拭时间应控制在 3 ～ 5 分钟；用刮法中的补刮手法刮痧时，每个部位刮拭时间应控制在 5 ～ 10 分钟。

用砭石刮痧板刮拭时，时间可稍长；用水牛角刮痧板刮拭时，时间应稍短。

通常，一个患者选 3 ～ 5 个部位为宜。对一些不出痧或出痧较少的患者，不可强求让其出痧。

另外，还应根据患者的年龄、体质、病情、病程以及刮痧的施术部位灵活掌握刮拭时间。对于使用不要求出痧的保健手法如按法、揉法、推法等手法，操作时（使用砭石刮痧板）无严格的时间限制，以自我感觉满意、舒服为原则。

2. 再次刮痧的时间与次数

用刮法出痧后，再次刮痧的时间须间隔 3 ～ 6 天，以皮肤上痧退（即痧斑完全消失）为准，一般 3 ～ 5 次为一疗程；而用按法、揉法、推法等手法做保健或治疗时（一般不需要让皮肤出痧）可 1 ～ 2 天一次。

■ 真空罐的优点

1. 罐口尺寸大小多样，适应于人体较多部位的拔罐。

2. 罐口有平口罐与波形罐（关节罐）之分，平口罐适于走罐、闪罐、留罐；波形罐（关节罐）宜用于关节或其他非平坦部位的留罐。

3. 罐内负压可随时调节，且负压持续时间长。

4. 传统火罐最长吸附时间是 5 个小时，而真空拔罐最长吸附时间是 20 个小时。

5. 易于操作，无明火烫伤之虑。

6. 经久耐用，不怕摔打（1 米高自然落地不会损坏）。

7. 起罐容易、安全，不会出现传统火罐起罐不易的问题。

8. 因真空拔罐器材质较轻，携带也十分方便。